临证拾遗方

秦世云 编著

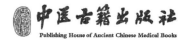

图书在版编目（CIP）数据

临证拾遗方/秦世云编著. －北京：中医古籍出版社，2019.2
（2025.3重印）
ISBN 978－7－5152－1846－5

Ⅰ.①临… Ⅱ.①秦… Ⅲ.①验方－汇编 Ⅳ.①R289.5

中国版本图书馆 CIP 数据核字（2018）第 271988 号

临证拾遗方

秦世云　编著

责任编辑	孙志波
封面设计	映象视觉
出版发行	中医古籍出版社
社　　址	北京市东城区东直门内南小街16号（100700）
电　　话	010－64089446（总编室）　010－64002949（发行部）
网　　址	www.zhongyiguji.com.cn
印　　刷	北京市泰锐印刷有限责任公司
开　　本	850mm×1168mm　1/32
印　　张	6.75
字　　数	124千字
版　　次	2019年2月第1版　2025年3月第2次印刷
书　　号	ISBN 978－7－5152－1846－5
定　　价	39.80元

内 容 提 要

本书乃补《临证要方》之不足,共载方77首,分内科、外科、妇科、其他。其中内科方41首、外科方7首、妇科方22首、其他方7首。编写层次与《临证要方》基本相似,以供同道临床参阅之。

作者简介

　　秦世云，副主任医师，1942年出生于安徽省临泉县，自幼酷爱医学，自学中医，学日有年，于1964年参加卫生工作。1986—1987年在安徽中医学院进修。半个多世纪以来，长期行医于基层，积累了丰富的临床经验。著有《临证要方》《秦氏医案医话》《中医妇科实践录》《学习中医之路》等书。

　　现编著的《临证拾遗方》一书，系作者编著《临证要方》后，临床新总结的有效方剂，编著成册，曰《临证拾遗方》。

说　明

　　余曾撰著《临证要方》一书，载方 121 首。后临证之暇，觉《临证要方》所载方所遗甚多，现编撰遗方 77 首，以补《临证要方》之不足，为《临证要方》之偏异，分内科、外科、妇科、其他等。编写层次与《临证要方》基本相似，以供同道临床参阅之。

目 录

第一章 内科 …………………………………… (1)
 第一节 肝胆方 ………………………………… (1)
  一、清肝降浊汤 …………………………… (1)
  二、补肝荣筋汤 …………………………… (4)
  三、清胆汤 ………………………………… (6)
  四、清胆溶石汤 …………………………… (9)
  五、理气溶石汤 …………………………… (12)
  六、健脾溶石汤 …………………………… (16)
  七、茵陈失笑散 …………………………… (19)
  八、肝炎一号方 …………………………… (22)
  九、肝炎二号方 …………………………… (24)
  十、睾丸坠痛方 …………………………… (27)
 第二节 胃肠方 ………………………………… (30)
  一、健脾消食饮 …………………………… (30)
  二、消积散 ………………………………… (32)
  三、加味丁香柿蒂散 ……………………… (34)
  四、清胃汤 ………………………………… (35)
  五、肠风汤 ………………………………… (37)

六、益气通便汤……………………………………（40）
七、泽漆壁虎蟾皮酒………………………………（44）
第三节　肺心方………………………………………（45）
一、益气逐恶汤……………………………………（45）
二、益气润肺汤……………………………………（48）
三、清肺止血汤……………………………………（49）
四、益气养心汤……………………………………（52）
五、鼻炎一号方……………………………………（55）
六、鼻炎二号方……………………………………（57）
第四节　肾病方………………………………………（59）
一、补肾固缩汤……………………………………（59）
二、清热利尿汤……………………………………（62）
三、金葵排石汤……………………………………（64）
四、膏淋一号方……………………………………（69）
五、膏淋二号方……………………………………（71）
六、益精育子汤……………………………………（74）
第五节　神经方………………………………………（78）
一、益脑通络汤……………………………………（78）
二、五虫四藤汤……………………………………（81）
三、脑中风方………………………………………（84）
四、大风汤…………………………………………（88）
五、益气补血养脑汤………………………………（91）
六、健脑丸…………………………………………（94）

七、补髓汤 …………………………………………（96）
　　八、眶上神经痛方 …………………………………（99）
　　九、三叉神经痛方 …………………………………（101）
　第六节　身痛方 ………………………………………（103）
　　一、颈椎增生方 ……………………………………（103）
　　二、关节疼痛方 ……………………………………（106）
　　三、闪腰岔气方 ……………………………………（109）
第二章　外科方 …………………………………………（111）
　一、清热凉血饮 ………………………………………（111）
　二、利湿解毒汤 ………………………………………（113）
　三、荨麻疹方 …………………………………………（115）
　四、痤疮方 ……………………………………………（116）
　五、皮肤瘙痒洗剂 ……………………………………（118）
　六、痔疮方 ……………………………………………（122）
第三章　妇科方 …………………………………………（125）
　第一节　调经方 ………………………………………（125）
　　一、固经汤 …………………………………………（125）
　　二、蒿芩地丹四物汤 ………………………………（129）
　　三、理气调经汤 ……………………………………（133）
　　四、疏肝化结汤 ……………………………………（138）
　　五、止崩汤 …………………………………………（142）
　第二节　调经助孕方 …………………………………（146）
　　一、疏通汤 …………………………………………（146）

二、加味二丹四物汤 …………………………（150）
三、调经八珍汤 ………………………………（155）
四、四二五汤 …………………………………（159）
五、不孕症"系列治疗"方 …………………（164）
六、补肾八珍汤 ………………………………（169）
七、补肾养冲汤 ………………………………（174）

第三节　胎孕方 …………………………………（180）
一、凉血安胎饮 ………………………………（180）
二、妊娠合并黄疸肝炎方 ……………………（183）
三、安胎搜风汤 ………………………………（187）

第四节　其他 ……………………………………（190）
一、乳痛汤 ……………………………………（190）
二、子宫脱垂方 ………………………………（193）
三、苦参洗剂 …………………………………（196）

第四章　其他类 ……………………………………（199）
一、牙痛一号方 ………………………………（199）
二、牙痛二号方 ………………………………（201）
三、降脂丹（血脂康丸）……………………（201）
四、生发丸 ……………………………………（202）
五、梅核气方 …………………………………（202）
六、黄连降糖汤 ………………………………（205）
七、冻疮外用方 ………………………………（205）

第一章 内　科

第一节　肝胆方

一、清肝降浊汤

组成：代赭石 30 克（捣碎），怀牛膝 30 克，大白芍 30 克，钩藤 15 克，夏枯草 15 克，炙龟板 10 克（捣碎），茵陈 15 克，炒麦芽 15 克，泽泻 10 克。

功能：镇肝熄风，敛阴潜阳。

主治：大便干结，头晕目眩，头痛，现代医学谓之"高血压病"。

加减：伴腰酸腿软，大便不干者，加炒杜仲 30 克，怀山药 30 克；伴脘腹胀满者，加焦山楂 30 克。

方解：代赭石、怀牛膝、白芍降浊，平肝潜阳；钩藤、夏枯草平肝搜风；龟板、泽泻滋阴降浊；麦芽柔肝健脾。诸药合济，共奏清肝平肝、滋阴降浊之功。

例一：刘某，女，65 岁，2013 年 8 月 10 日就诊。患者头痛多年,加重一月余。刻下头痛,头重脚轻,头晕耳鸣,伴口干口苦,大便干结,小便短赤。测血压 160/100mmHg。舌红苔薄,脉弦。予"清肝降浊汤"治之。

方药:代赭石 30 克(捣碎),怀牛膝 30 克,大白芍 30 克,炙龟板 10 克(捣碎),夏枯草 15 克,钩藤 15 克,炒麦芽 15 克,茵陈 10 克,怀山药 30 克,泽泻 10 克。

2013 年 8 月 15 日复诊:上方连服 3 剂,头痛、头重脚轻、头晕耳鸣均减轻,大便调。测血压 130/88mmHg,舌红苔薄白,脉弦。宗上方加减再进。

方药:代赭石 20 克(捣碎),大白芍 30 克,怀牛膝 30 克,生地黄 30 克,怀山药 30 克,钩藤 15 克,夏枯草 15 克,茵陈 10 克,炒麦芽 15 克,生龙骨 30 克(捣碎),生牡蛎 30 克(捣碎)。

2013 年 8 月 20 日三诊:上方连服 3 剂,诸症均减,唯感头晕乏力。测血压 130/80mmHg,舌红苔薄白,脉弦。宗上方加减再进。

方药:代赭石 20 克(捣碎),大白芍 30 克,怀牛膝 15 克,怀山药 30 克,炒麦芽 15 克,生黄芪 30 克,当归 10 克,茵陈 10 克,生地黄 15 克,炙龟板 10 克(捣碎)。

上方连服 5 剂,血压稳定,诸症均解,遂停药。

例二:张某,男,60 岁,2013 年 5 月 20 日初诊。据云:患高血压病多年。刻下头晕目眩,大便干结,伴口干口苦，腰酸腿软，两胁胀痛。测血压160/100mmHg，舌红苔白，脉弦，予"清肝降浊汤"加减治之。

方药：代赭石30克（捣碎），大白芍30克，怀牛膝30克，夏枯草15克，钩藤15克，茵陈10克，炙龟板10克（捣碎），焦山楂30克，炒麦芽15克，川楝子10克。

2013年5月25日复诊：上方连服3剂，头痛头晕、目眩减轻，大便变软，两胁胀满亦减。测血压140/90mmHg，舌红苔白，脉弦。宗上方加减再进。

方药：代赭石30克（捣碎），大白芍30克，怀牛膝30克，生地黄30克，炙龟板10克（捣碎），夏枯草10克，钩藤10克，焦山楂30克，炒麦芽15克，茵陈10克，川楝子10克。

2013年6月1日三诊：上方连服3剂，头晕头痛、目眩均除，纳增，二便调。测血压140/80mmHg，舌红苔白，脉弦。宗上方加减再进，以资巩固。

方药：代赭石20克（捣碎），大白芍30克，怀牛膝30克，怀山药30克，夏枯草15克，钩藤15克，生地黄15克，炙龟板10克（捣碎），焦山楂30克，炒麦芽15克。

上方连服5剂，头晕目眩头痛未作，二便调，血压稳定，遂停药。

按：《内经》云："浊气在上，则生䐜胀。"患者阳亢于上，故头晕头痛目眩；阴虚于下，阴不敛阳，阳亢于上，故大便干结，口苦口干。代赭石、白芍、牛膝镇肝潜阳，龟板、生地黄滋阴敛阳。阴精充盛，阳不上浮，诸症自除，血压自然稳定。

二、补肝荣筋汤

组成：大白芍 30 克，木瓜 30 克，怀牛膝 15 克，当归 10 克，赤芍 10 克，甘草 10 克，伸筋草 10 克。

功能：滋补肝阴，荣养筋脉。

主治：腰膝酸痛，筋脉挛急，小腿抽筋。

加减：腰痛甚加炒杜仲 30 克，狗脊 10 克。

方解：当归、白芍滋补肝血；怀牛膝补肝肾之阴精；白芍、木瓜味酸入肝，荣筋养筋；芍药配甘草甘酸化阴，荣养筋脉；伸筋草舒通筋脉。肝血旺盛，阴精充足，筋得其滋养，腰腿痛可除，腿抽筋亦可止。

例一：李某，男，60 岁，患腰痛伴膝关节酸痛，小腿反复抽筋多年，长期服钙片，症未减，前来我处诊治。刻下腰膝酸痛，劳累后加重，伴小腿反复抽筋，一日数次。舌红脉弦。予"补肝荣筋汤"治之。

方药：大白芍 30 克，木瓜 30 克，怀牛膝 15 克，当归 15 克，炒杜仲 30 克，狗脊 10 克，甘草 10 克，伸筋草 10 克。

复诊：上方连服 2 剂，小腿抽筋未作，仍腰痛膝重，酸软无力，二目干涩，舌红脉弦。宗上方加减再进。

方药：大白芍 30 克，木瓜 30 克，熟地黄 30 克，当归 10 克，炒杜仲 30 克，怀山药 30 克，怀牛膝 15 克，枸杞子 10 克，菊花 10 克，甘草 10 克，赤芍 10 克。

三诊：上方连服 5 剂，腰腿酸痛明显减轻，二目干涩亦减轻，脉舌同前。宗上方加减再进。

方药：大白芍 30 克，木瓜 15 克，炒杜仲 30 克，狗脊 10 克，枸杞子 10 克，菊花 10 克，山萸肉 15 克，赤芍 10 克，甘草 10 克。

上方连服 5 剂，诸症均解。

例二：张某，女，50 岁，患腰痛三年余，多处求治未愈，前来我处就诊。刻下腰痛伴下肢无力，曾反复发作小腿抽筋。舌红苔白，脉弦。予"补肝荣筋汤"加减治之。

方药：炒杜仲 30 克，大白芍 30 克，木瓜 30 克，怀牛膝 15 克，枸杞子 15 克，炒菟丝子 15 克，赤芍 10 克，伸筋草 15 克，甘草 10 克。

复诊：上方连服 3 剂，小腿抽筋止。仍腰痛，脉舌同前。宗上方加减再进。

方药：熟地黄 30 克，炒杜仲 30 克，狗脊 10 克，木瓜 30 克，赤芍 15 克，炒补骨脂 10 克（捣碎），延胡索 10 克（捣碎），甘草 10 克，伸筋草 10 克。

三诊：上方连方 5 剂，腰腿痛减轻，小腿抽筋未作。宗上方加减再进。

方药：熟地黄 30 克，炒杜仲 30 克，石楠藤 15 克，大白芍 15 克，木瓜 30 克，赤芍 15 克，炒补骨脂 15 克（捣碎），生乳香 10 克，生没药 10 克，生桃仁 10 克（捣碎），甘草 10 克。

上方连服 5 剂，腰痛除，小腿抽筋未作，宗上方继服 5 剂以资巩固。

例三：于某，男，50 岁，患者下肢无力，伴两小腿反复抽筋一年余，多处治疗，其效不显，前来我处就诊，予"补肝荣筋汤"加减治之。

方药：大白芍 30 克，木瓜 30 克，赤芍 10 克，怀牛膝 15 克，伸筋草 15 克，甘草 10 克。

上方服一剂，抽筋止。连服 3 剂，两年后来诊，抽筋亦未发作。

按：腰酸腿软，肾虚也，小腿抽筋者，肝阴虚，筋失荣养，故腰酸腿软。小腿抽筋者，治以大补肝肾之法。肾精充盛，腰痛可除；肝血旺盛，筋脉得其荣养，自无抽筋之理。

三、清胆汤

组成：板蓝根 30 克，蒲公英 30 克，茵陈 15 克，栀子

10克（捣碎），威灵仙30克，大黄10克（后下），枳壳10克，大白芍30克，当归10克，焦山楂30克，白术15克，柴胡10克。

功能：和解少阳，理气止痛。

主治：两胁胀痛，口苦纳差，胆囊炎症。

加减：两胁刺痛者，加炒香附子10克（捣碎），延胡索10克（捣碎）；伴纳差胀满者，加三棱10克，莪术10克。

方解：板蓝根、蒲公英、栀子清热利胆，茵陈、白芍、大黄清肝柔肝利胆，威灵仙宣通理气，山楂、白术健脾和胃，当归补益肝血，柴胡疏肝解郁。诸药合济，共奏清热利胆、疏肝解郁之功。

例一：郭某，女，40岁，2012年3月10日来我处诊治。据云：患两胁胀痛三年余，前医均以"慢性胆囊炎"治疗，终未得愈。刻下两胁胀痛，右侧尤甚，伴口苦咽干，心烦易怒，头昏目眩，大便时干时溏，舌红黯有瘀点，苔薄白，脉沉弦。超声波提示："慢性胆囊炎"。予"清肝利胆法"治之，取"清胆汤"加减。

方药：板蓝根30克，大白芍30克，茵陈15克，柴胡10克，当归10克，威灵仙30克，栀子10克（捣碎），大黄10克（后下），延胡索10克（捣碎），白术10克。

2012年3月20日复诊：上方连服5剂，胁痛减轻，大便调。仍口干口苦，舌红黯苔薄白，脉沉弦。宗上方加减再进。

方药：板蓝根 30 克，蒲公英 30 克，赤芍 15 克，大白芍 30 克，茵陈 10 克，焦山楂 30 克，栀子 10 克（捣碎），炒香附子 10 克（捣碎），延胡索 10 克（捣碎），当归 10 克。

2012 年 3 月 30 日三诊：上方连服 5 剂，诸症均减，仍口苦口干，舌黯有瘀点，苔薄白，脉弦。宗上方加减再进。

方药：大白芍 30 克，茵陈 10 克，川楝子 10 克，栀子 10 克（捣碎），柴胡 10 克，板蓝根 30 克，当归 10 克，郁金 10 克，炒香附子 10 克（捣碎）。

2012 年 4 月 10 日四诊：上方连服 4 剂，胁痛止，二便调。纳谷正常。宗上方加减继进 5 剂，以善其后。

例二：马某。男，60 岁，2014 年 8 月 10 日就诊。患者脘腹胀满，两胁胀痛，右胁叩痛明显，伴口干、口苦，大便干结，小便短赤，舌淡苔白，脉沉弦。超声波提示："慢性胆囊炎"。予"疏肝利胆、清热理气法"治之，取"清胆汤"加减。

方药：大白芍 30 克，板蓝根 30 克，栀子 10 克（捣碎），炒香附子 10 克（捣碎），威灵仙 30 克，枳壳 10 克，川楝子 10 克，当归 10 克，焦山楂 30 克。

2014 年 8 月 15 日复诊：上方连服 3 剂，胀满胁痛减轻。仍纳差，大便干结，舌淡苔白，脉沉弦。宗上方加减再进。

方药：板蓝根30克，大白芍30克，栀子10克（捣碎），大黄10克（后下），茵陈15克，焦山楂30克，威灵仙30克，延胡索10克（捣碎），当归10克。

2014年8月25日三诊：上方连服5剂，纳增，胁痛除，二便调。复超声波检查"胆囊大小正常"。宗上方继服3剂，以资巩固。

按："清胆汤"乃清肝利胆之剂，为治"胆囊炎"症所设。胆囊炎属中医胁痛之范畴，宜疏肝解郁、清热利胆治之。故重用板蓝根、白芍、蒲公英、栀子清肝胆之热，佐柴胡、当归、威灵仙以疏肝理气解郁，大黄苦寒泄胆之实热，白术、焦山楂调和脾胃。肝胆热清，气机调畅，胆囊炎症可消，胁痛可除。

四、清胆溶石汤

组成：金钱草30克，枳实10克，黄芩10克，大白芍20克，海金沙30克（包煎），大黄10克（后下），茵陈15克，延胡索10克（捣碎），柴胡10克，制半夏10克，甘草10克，芒硝10克（分3次冲服）。

功能：疏肝理气，清热止痛，溶石排石。

主治：胁痛（胆囊炎，胆囊结石，肝管结石）。

加减：纳差者，加鸡内金10克（捣碎）；胁痛胀满者，加威灵仙30克。

方解：金钱草、威灵仙宣通理气，溶石排石；枳实、延胡索、柴胡理气止痛；茵陈、大黄、芒硝利胆泄热，降浊排石；制半夏降浊止呕；黄芩、白芍、甘草清肝利胆。诸药合济，共奏理气止痛、清热降浊、溶石排石之功。

例一：刘某，女，50岁，2010年6月21日来诊。患者两胁窜痛一年余，伴脘腹胀满，倦怠乏力，嗳气，叹息，口干口苦，心烦易怒，大便不调，时干时溏，舌红黯苔薄白，脉弦沉。超声波提示"结石性胆囊炎"。宜"理气止痛、清热利胆、溶石排石法"治之，选"清胆溶石汤"加减。

方药：金钱草30克，海金沙30克（包煎），大白芍30克，黄芩10克，大黄10克（后下），茵陈15克，枳实15克，柴胡10克，甘草10克，制半夏10克，芒硝10克（分三次冲服）。

2010年6月26日复诊：上方连服3剂，大便变软，胀满、胁痛减轻，诸病均好转。舌红苔薄白，脉沉弦。宗上方加减再进。

方药：金钱草30克，鸡内金15克（捣碎），海金沙30克（包煎），威灵仙30克，川楝子10克，黄芩10克，郁金10克，延胡索10克（捣碎），制半夏10克，三棱10

克，莪术10克，甘草10克。

2010年7月5日三诊：上方连服5剂，纳增，胁痛止，诸症均明显好转。然仍大便溏薄，倦怠乏力，脉舌同前。宗上方加减再进。

方药：金钱草30克，威灵仙30克，大白芍30克，黄芩10克，枳实10克，延胡索10克（捣碎），鸡内金10克（捣碎），郁金10克，黄芪30克，党参10克，车前子10克，甘草10克。

2010年7月15日四诊：上方连服5剂，纳增，两胁胀痛止。复超声波检查："胆囊大小正常，未见结石显影"。

例二：刘某，女，59岁，2012年5月20日来诊。患者胃脘伴两胁胀痛半年余，前来我处就诊。据云：患者两胁胀痛，右侧尤甚，牵引小腹疼痛，伴大便干结，胀满嗳气。超声波探查提示"结石性胆囊炎"。舌红苔灰黄，脉弦。此乃湿热互结，郁滞肝胆，胆汁煎熬成石。宜"清热利湿、理气止痛、溶石排石法"治之，选"清胆溶石汤"加减。

方药：金钱草30克，茵陈15克，威灵仙30克，大黄10克（后下），黄芩10克，枳实10克，制半夏10克，大白芍30克，延胡索10克（捣碎），白茯苓10克，柴胡10克，芒硝6克（分二次冲服）。

2012年5月30日复诊：上方连服5剂，纳增，胀满减轻。刻下大便溏薄，舌红苔白腻，脉沉弦。宗上方酌加溶石排石之剂再进。

方药：金钱草30克，海金沙30克（包煎），鸡内金15克（捣碎），威灵仙30克，柴胡10克，延胡索10克（捣碎），枳实10克，大白芍30克，柴胡10克，郁金10克。

2012年6月10日三诊：上方连服5剂，纳谷香，诸症均减，唯两胁时有疼痛。宗上方加制乳香、制没药各10克再进。

上方连服5剂，纳增，二便调，胀满、胁痛均止。复超声波检查："胆囊未见结石显影"。

按：胆囊结石，乃胆囊湿热煎熬，胆汁凝固成砂石，沉积于肝胆，非清利肝胆之湿热，非理气散结、溶石排石不能除。肝胆热清，胆汁排泄有度，气和结散，胆汁不致凝固沉积肝胆，结石就无形成之源。已形成凝固之结石者，服溶石散结之剂，可速溶化，故热清结散，胆囊结石可除也。

五、理气溶石汤

组成：枳实10克，柴胡10克，木香10克，青皮10克，大白芍30克，当归10克，威灵仙30克，大黄10克（后下），鸡内金10克（捣碎），滑石30克（包煎），海金沙30克（包煎），芒硝6克（分三次冲服）。

功能：疏肝解郁，理气止痛，溶石排石。

主治：胁痛，胆囊炎，胆囊结石，肝内胆管结石。

加减：结石较大者加金钱草30克；大便溏薄者，减大黄，加炒白术15克。

方解：枳实、木香、青皮理气散结，柴胡、白芍、当归疏肝解郁，威灵仙、海金沙宣通气机、溶石排石，大黄、芒硝、滑石宣通腑气、降浊排石。诸药合济，共奏理气散结、溶石排石之功。

例一：于某，女，60岁，患两胁胀痛一年余，前来我处诊治。刻下两胁胀满疼痛，身体消瘦，腹部青筋显露，伴口苦纳差，心烦易怒，大便不调，小便短赤，舌红苔薄白，脉沉弦。超声波提示"结石性胆囊炎"。此乃肝胆失疏，气滞瘀阻，气机阻滞。宜"疏肝解郁、理气散结法"治之，取"理气溶石汤"加减。

方药：枳实15克，柴胡10克，木香10克，青皮10克，当归10克，大白芍30克，威灵仙30克，鸡内金15克（捣碎），滑石30克（包煎），海金沙30克（包煎）。

复诊：上方连服3剂，纳增，胁痛减轻。脉舌同前。宗上方加减再进。

方药：枳实10克，青皮10克，木香10克，鸡内金10克（捣碎），大白芍30克，当归10克，三棱10克，莪术

10 克，金钱草 30 克，海金沙 30 克（包煎），甘草 10 克，滑石 30 克（包煎）。

三诊：上方连服 5 剂，纳增，两胁胀痛止。仍口苦，心烦易怒，大便干结，小便短赤，舌红苔薄白，脉弦。宗上方加减再进。

方药：当归 10 克，大白芍 30 克，木香 10 克，柴胡 10 克，大黄 10 克（后下），茵陈 15 克，鸡内金 15 克（捣碎），金钱草 30 克，海金沙 30 克（包煎），三棱 10 克，莪术 10 克。

四诊：上方连服 5 剂，纳增，身体较前有力，诸症均明显好转。宗上方继服 10 剂，身体康复，复超声波检查："胆囊大小正常，未见结石显影"。

例二：刘某，女，50 岁，患胁痛半年余，前来我处就诊。刻下两胁伴胃脘胀痛，午后潮热，口苦纳差，舌红苔薄白，脉沉弦。超声波提示"肝内胆管结石"。予"疏肝解郁、理气止痛、溶石排石法"治之，取"理气溶石汤"加减。

方药：柴胡 10 克，大白芍 30 克，青皮 10 克，当归 10 克，木香 10 克，三棱 10 克，莪术 10 克，威灵仙 30 克，海金沙 30 克（包煎），地骨皮 30 克。

复诊：上方连服 5 剂，低热退，胁痛减轻，仍口苦纳差，伴倦怠乏力，脉舌同前。宗上方加减再进。

方药：炒白术30克，生黄芪30克，鸡内金15克（捣碎），木香10克，青皮10克，柴胡10克，金钱草30克，海金沙30克（包煎），威灵仙30克，大白芍30克，茵陈15克，大黄10克（后下）。

三诊：上方连服10剂，纳增，诸症大减。仍两胁胀痛，脉舌同前。宗上方加减再进，以观动静。

方药：当归10克，大白芍30克，生黄芪30克，青皮10克，木香10克，柴胡10克，炒白术15克，三棱10克，莪术10克，海金沙30克（包煎），金钱草30克，滑石30克（包煎）。

四诊：上方连服10剂，纳谷正常，胁胀痛均止，自觉体力康复。复超声波检查："肝胆未见结石显影"。

例三：王某，女，36岁，患胀满胁痛一年余，前来我处就诊。患者体丰，两胁胀痛。县医院诊断为"胆囊结石伴胆囊炎"。患者口苦，大便干结，小便短赤，舌红苔白腻，脉沉弦。此乃肝胆湿热，郁结肝胆，煎熬成石。予"疏肝利胆、清热利湿、溶石排石法"治之，取"理气溶石汤"加减。

方药：枳实15克，青皮10克，柴胡10克，木香10克，大黄10克（后下），滑石30克（包煎），金钱草30克，郁金10克，海金沙30克（包煎），威灵仙30克，茵陈15克，芒硝10克（分三次冲服）。

复诊：上方连服 3 剂，胁痛减轻，二便调。脉舌同前。宗上加减再进。

方药：枳实 15 克，青皮 10 克，木香 10 克，柴胡 10 克，三棱 10 克，莪术 10 克，大黄 10 克（后下），郁金 10 克，滑石 30 克（包煎），金钱草 30 克，海金沙 30 克（包煎）。

三诊：上方连服 5 剂，纳增，两胁胀痛均止，二便调，舌红苔薄白，脉弦。宗上方加减再进，以观动静。

方药：当归 10 克，木香 10 克，枳实 15 克，鸡内金 15 克（捣碎），三棱 10 克，莪术 10 克，滑石 30 克（包煎），大黄 10 克（后下），大白芍 30 克，海金沙 30 克（包煎），金钱草 30 克，威灵仙 30 克。

四诊：上方连服 5 剂，纳谷增，二便调，胀满胁痛均止。复超声波检查"胆囊未见结石显影"。宗上方继服 5 剂，以善其后。

按：胆囊炎、胆囊结石症，均属中医胁痛之范畴，属中医肝气郁结证。肝气郁滞气结不散，湿热蕴结肝胆，久之故形成结石。故予疏肝解郁、理气止痛、利湿化热、溶石排石治之，久服可愈。

六、健脾溶石汤

组成：白术 15 克，白茯苓 15 克，鸡内金 15 克（捣碎），三棱10克，莪术10克，郁金10克，木香10克，茵陈15克，滑石30克（包煎），海金沙30克（包煎）。

功能：健脾和胃，疏肝解郁，理气止痛，溶石排石。

主治：纳差，胀满，胁痛，结石性胆囊炎。

加减：结石较大者，加金钱草30克，威灵仙30克；大便干结者，加大黄10克（后下），芒硝6克（冲服）。

方解：白术、白茯苓、鸡内金消食健脾益气，三棱、莪术、郁金、木香疏肝解郁、理气止痛，茵陈、滑石化湿利胆，海金沙、鸡内金溶石排石。诸药合济，共奏健脾理气、溶石排石之功。

例一：于某，女，50岁，2014年2月20日就诊。患者胃脘伴两胁胀痛半年余，反复求中西医治疗，效果不显，前来我处就诊。刻下患者身体消瘦，纳差，两胁胀满，右胁叩痛，大便溏薄，小便短赤，舌红苔白，脉沉弦。超声波提示"结石性胆囊炎"，胃镜提示"浅表性胃炎"。予"健脾和胃、疏肝解郁、理气止痛、溶石排石法"治之，取"健脾溶石汤"加减。

方药：炒白术15克，白茯苓15克，鸡内金15克（捣碎），三棱10克，莪术10克，郁金10克，茵陈15克，滑石30克（包煎），甘草10克，海金沙30克（包煎）。

2014年3月10日复诊：上方连服5剂，纳增，便溏止。仍右胁叩痛，舌红苔白，脉沉弦。宗上方加减再进。

方药：炒白术 15 克，白茯苓 15 克，鸡内金 10 克（捣碎），三棱 10 克，莪术 10 克，郁金 10 克，木香 10 克，川楝子 10 克，海金沙 30 克（包煎），威灵仙 30 克。

2014 年 3 月 20 日三诊：上方连服 5 剂，纳增，胁痛止，余无不适。脉舌同前。宗上方加减再进。

方药：炒白术 10 克，枳壳 15 克，木香 10 克，鸡内金 10 克（捣碎），柴胡 10 克，威灵仙 30 克，海金沙 30 克（包煎），金钱草 30 克，滑石 30 克（包煎），三棱 10 克，莪术 10 克，甘草 10 克。

2014 年 4 月 10 日四诊：上方连服 10 剂，胁痛止，身体基本康复。复超声波检查"胆囊未见结石显影"。宗上方继进 5 剂以资巩固。

例二：刘某，女，40 岁，2012 年 5 月 10 日就诊。患者胃脘痛一年余，前来我处诊治。据云：患者患"慢性胃炎"及"胆囊泥沙样结石"一年余，多处治疗，效果不显。刻下纳差，胀满，两胁胀痛，右胁尤甚。伴口干口苦，大便溏薄。舌红苔白，脉沉弦。予"健脾益胃、理气溶石法"调治，取"健脾溶石汤"加减。

方药：炒白术 15 克，大白芍 30 克，鸡内金 15 克（捣碎），木香 10 克，白茯苓 15 克，威灵仙 30 克，滑石 30 克（包煎），柴胡 10 克，海金沙 30 克（包煎），甘草 10 克。

2012 年 5 月 20 日复诊：上方连服 5 剂，纳增，胁痛减轻，大便调。脉舌同前。宗上方加减再进。

方药：炒白术15克，白茯苓10克，大白芍30克，焦山楂30克，延胡索10克（捣碎），鸡内金15克（捣碎），木香10克，枳壳15克，海金沙30克（包煎），金钱草30克，威灵仙30克，甘草10克。

2012年5月30日三诊：上方连服5剂，胃脘胁痛均止，诸症均减。宗上方继服10剂，复超声波检查"胆囊未见结石显影"。

按：脾主运化，肝主疏泄，肝盛乘脾，乃胃脘胀满疼痛。脾虚失其运化，导致肝疏泄失常，胆汁分泌失度，胆汁煎熬凝结，即成结石。故健脾调胃，以促脾之运化，疏肝理气利胆，以调胆汁之疏泄。脾健，胆汁疏泄有度，胆囊结石可消。

七、茵陈失笑散

组成：五灵脂15克，蒲黄10克（包煎），茵陈60克，栀子10克（捣碎），大黄15克（后下）。

功能：理气和胃，清热利湿，退黄。

主治：午后潮热，困倦乏力，面目黄染，病毒性肝炎。

加减：急性黄疸型肝炎，加板蓝根30克，白茯苓15克，蒲公英30克，金钱草30克；慢性无黄疸型肝炎，加龙胆草10克，丹皮10克，泽泻10克，白茯苓15克，车前子15克，赤芍10克，木通6克；慢性活动型肝炎，加赤芍10克，丹皮10克，龙胆草10克，柴胡10克，郁金10克，枳壳10克。

方解：五灵脂、蒲黄相须为用，入肝经血分，活血祛瘀，通利血脉；茵陈利湿退黄，清泄肝胆之郁热，为治黄疸之要药；栀子清利三焦，使湿热从小便去；大黄泄热通便，使湿热从大便下。肝胆血脉通利，湿热从二便出，黄疸可退！

例一：李某，女，18岁，2013年12月3日就诊。患者发热两天余，前来我处就诊。刻下发热，测体温38℃，胀满胁痛，纳差呕吐，皮肤及巩膜黄染，小便黄赤染地，大便溏薄，舌淡苔白腻，脉弦数。予"茵陈失笑散"加减治之。

方药：茵陈60克，大黄10克（后下），栀子10克（捣碎），五灵脂10克，蒲黄10克（包煎），板蓝根30克，白茯苓15克，柴胡10克，连翘10克。

2013年12月6日复诊：上方连服2剂，热退，黄疸明显减轻。仍纳差胀满，大便溏薄，脉舌同前。宗上方加减再进。

方药：茵陈30克，大黄10克（后下），栀子10克（捣碎），白茯苓15克，板蓝根30克，五灵脂10克，蒲黄10克（包煎），鸡内金10克（捣碎），炒白术15克，甘草

10克。

2013年12月10日三诊：上方连服3剂，未发热，黄疸除。仍纳差乏力，舌淡苔白，脉弦。宗上方酌加健脾益气之剂再进。

方药：炒白术30克，白茯苓15克，茵陈10克，栀子10克（捣碎），党参10克，板蓝根15克，鸡内金10克（捣碎），五灵脂10克，蒲黄10克（包煎），甘草10克。

上方连服3剂，纳增，诸症除。

例二：赵某，女，35岁，患者发热半月余，前来我处就诊。刻下发热，午后尤甚，测体温37℃，伴困倦乏力，两胁胀痛，纳差，皮肤眼球黄染，小便黄赤，舌淡苔白腻，脉弦数。此乃湿热蕴结肝胆，气机阻滞，胆汁外溢之故，宜"调畅气机，清热利胆"治之。

方药：茵陈30克，大黄10克（后下），栀子10克（捣碎），五灵脂10克，蒲黄10克（包煎），板蓝根15克，白茯苓10克。

复诊：上方连服两剂，热退，黄退强半。仍纳差，两胁胀痛，伴困倦乏力。脉舌同前。宗上方加减再进。

方药：茵陈30克，栀子10克（捣碎），五灵脂10克，蒲黄10克（包煎），柴胡10克，鸡内金10克（捣碎），白茯苓10克，炒白术15克，板蓝根15克。

三诊：上方连服3剂，纳增，黄消，两胁胀痛明显减轻。宗上方加减再进。

方药： 茵陈 15 克，栀子 10 克（捣碎），炒白术 10 克，大白芍 15 克，白茯苓 10 克，五灵脂 10 克，蒲黄 10 克（包煎），鸡内金 10 克（捣碎），甘草 10 克。

四诊： 上方连服 3 剂，纳增，胁痛除。宗上方继进 3 剂，以资巩固。

按： 本方为肝胃不和，湿热蕴积肝胆，气机阻滞，胆汁外溢成黄疸所设，具有活血散瘀、调肝和胃、清利湿热退黄之功。肝胃调和，脾健运化有序，湿热得利，黄疸可消。

八、肝炎一号方

组成： 茵陈 30 克，栀子 10 克（捣碎），黄柏 10 克，车前子 15 克，柴胡 10 克，黄芩 10 克，大黄 10 克（后下），甘草 10 克。

功能： 清热化湿，利胆消黄。

主治： 发热胁痛，纳差胀满，小便黄赤，二目黄染，传染性肝炎。

加减： 发热甚，加板蓝根 30 克；纳差者，加炒白术 15 克，鸡内金 10 克（捣碎）。

方解： 茵陈、栀子、大黄通泻大便，清热利湿，清利三焦，使湿热邪毒从大小便去；黄柏、黄芩清热解毒，柴胡疏肝退热；车前子利小便，助茵陈、栀子清利三焦湿热之邪从小便去，并反佐大黄之泻下；甘草和中调和诸药。诸药合济，共奏清热利湿、解毒退黄之功。

例一：王某，男，30岁，2013年5月10日就诊，患者发热伴胁痛半年余（原诊断为慢性肝炎），多处治疗，其效不显，前来我处就诊。刻下发热伴纳差胀满，两胁胀痛，小便黄赤，近面目黄染。超声波提示"肝脏肿大"，肝功能提示"黄疸型肝炎"。舌红苔白腻，脉弦数。

方药：茵陈30克，黄芩10克，黄柏10克，板蓝根30克，柴胡10克，大黄10克（后下），炒白术15克，焦山楂30克，甘草10克。

2013年5月15日复诊：上方连服3剂，热退，胁痛减轻，黄疸亦减。仍纳差，大便溏薄，舌淡苔白腻，脉弦。宗上方加减再进。

方药：茵陈30克，栀子10克（捣碎），黄芩10克，炒白术15克，大白芍30克，白茯苓15克，板蓝根15克，郁金10克，甘草10克。

2013年5月20日三诊：上方连服3剂，纳增，胁痛、黄疸均明显减轻。仍乏力，大便溏薄，舌淡苔白腻，脉弦。宗上方加减再进。

方药：茵陈15克，板蓝根15克，大白芍30克，车前子15克，炒白术15克，黄芪15克，当归10克，白茯苓

10克，鸡内金10克（捣碎），甘草10克。

2013年5月30日四诊：上方连服5剂，胁痛止，黄疸消除，二便调，饮食正常，舌淡苔白，脉弦。宗上方加减再进。

方药：茵陈15克，板蓝根15克，炒白术15克，黄芪30克，当归10克，大白芍30克，焦山楂30克，白茯苓10克，甘草10克。

上方连服10剂，诸症除。超声波提示"肝脏大小正常"，肝功能亦正常，遂停药。

例二：李某，女，5岁，患者发热一周来诊，刻下发热，测体温38℃，面目黄染，大便干结，小便黄赤染地，腹胀伴呕吐。

方药：茵陈15克，板蓝根15克，栀子10克（捣碎），车前子10克，大黄6克（后下），金银花15克，连翘10克，白茯苓10克，炒白术10克，甘草10克。

上药煎汤，徐徐饮服，一剂热退，黄疸除。继进一剂，身体康复。

按：本方系"茵陈蒿汤"加味，治黄疸型肝炎，效果显著，尤其小儿，少则一两剂，多则三四剂，多能根治，且不留慢性肝炎之弊。

九、肝炎二号方

组成：皂角刺15克，白蒺藜10克，柴胡10克，黄芩

10克，制半夏10克，川楝子10克，五灵脂10克，槟榔10克，刘寄奴10克，红花6克，焦山楂30克，焦神曲30克，炒白术30克。

功能：益肝健脾，清热解毒。

主治：肝脏肿大，慢性肝炎，传染性肝炎。

加减：发热甚，减半夏、红花，加金银花30克，连翘10克；胀满纳差者，减柴胡、黄芩，加鸡内金15克（捣碎）；胀痛甚，加三棱10克，莪术10克。

方解：皂角刺、蒺藜、黄芩、槟榔、红花清肝解毒，化滞散瘀；川楝子、五灵脂理气止痛；柴胡退热，疏肝解郁；白术、焦山楂、神曲、半夏健脾和胃止呕。诸药合济，共奏清肝解毒、健脾和胃、理气化滞之功。

例一：顾某，男，38岁，2010年1月10日就诊。患者两胁胀满疼痛一年余，多处求中西医治疗，其效不显，前来我处诊治。刻下纳差，身体消瘦，伴倦怠乏力，面色萎黄，午后潮热，两胁胀满疼痛，右胁下可触及肿大肝脏，压痛明显，舌红黯，苔薄白，脉沉弦。超声波探查提示"肝脏肿大"，肝功能提示："慢性肝炎"。

方药：皂角刺15克，白蒺藜10克，柴胡10克，黄芩10克，川楝子10克，槟榔10克，焦山楂30克，炒白术30克，神曲30克，红花6克，甘草10克。

2010年1月20日复诊：上方连服5剂，低热退，胁痛减轻,纳增,舌红黯苔薄白,脉沉弦。宗上方加减再进。

方药:皂角刺10克,白蒺藜10克,大白芍15克,当归10克,川楝子10克,槟榔10克,炒白术30克,焦山楂30克,鸡内金10克(捣碎),红花6克,甘草10克。

2010年2月5日三诊:上方连服10剂,纳增,胁痛止,面泛红润,舌红苔白,脉沉弦。宗上方加减再进。

方药:皂角刺10克,白蒺藜10克,柴胡10克,黄芩10克,炒白术30克,大白芍30克,当归10克,槟榔10克,川楝子10克,红花6克,甘草10克。

2010年2月15日四诊:上方连服5剂,诸症均明显减轻,自觉身体康复。复超声波探查"肝脏大小恢复正常",宗上方继服数剂以善其后。

例二:崔某,女,40岁,两胁胀痛一年余,多处求治罔效,前来我处就诊。据云:原诊断为"慢性肝炎"。长期服保肝药,而两胁胀痛不减。刻下两胁胀满疼痛,右胁下可触及肿大肝脏。患者面色晦暗,伴纳差乏力,恶心呕吐,大便溏薄,小便短赤,午后潮热,舌淡黯苔薄白,脉沉弦。超声波提示"肝脏肿大"。

方药:皂角刺10克,白蒺藜10克,当归10克,柴胡10克,黄芩10克,制半夏10克,川楝子10克,焦山楂30克,红花6克,槟榔10克,茵陈15克。

复诊:上方连服4剂,胀满减轻,午后潮热除。右胁仍胀痛，叩痛明显，小便短赤，大便溏薄，舌黯淡，苔薄白，脉沉弦。宗上方加减再进。

方药：皂角刺10克，白蒺藜10克，柴胡10克，黄芩10克，炒白术30克，白茯苓10克，三棱10克，莪术10克，槟榔10克，川楝子10克，焦山楂30克，赤芍10克，甘草10克。

三诊：上方连服5剂，纳增，胁痛明显减轻，面部稍泛红润，舌红苔白，脉弦。宗上方加减再进。

方药：皂角刺10克，白蒺藜10克，柴胡6克，炒白术30克，神曲30克，三棱10克，莪术10克，白茯苓15克，茵陈15克，当归10克，甘草10克。

四诊：上方连服5剂，纳增，两胁胀痛止，二便调，舌淡苔白，脉弦。自觉身体康复。宗上方继服数剂，以善其后。

按：慢性肝炎一疾，乃属中医胁痛之范畴，属肝气郁结症。故宜疏肝解郁，清肝散结，佐健脾和胃治之。气和郁结散，胁痛可止，热清瘀消，肿大肝脏可消。脾健纳增，精微化源充足，肝得阴血之濡养，慢性肝炎可愈。

十、睾丸坠痛方

组成：橘核仁10克，荔枝核10克，升麻10克，桔梗10克，当归10克，青皮10克，赤芍10克，金铃子10克，炒香附子10克（捣碎），郁金10克，乌药10克。

功能：疏肝解郁，理气止痛。

主治：男性睾丸坠胀疼痛。

加减：热胀者，加金银花30克，连翘10克，蒲公英30克；外伤者，加苏木10克，土鳖虫10克，泽兰10克，红花6克。

方解：橘核仁入厥阴行肝气；荔枝核双结类似人之睾丸，入肝肾解郁散结；金铃子、青皮、香附子、郁金入肝舒筋散结止痛；乌药温通散结止痛；当归入厥阴气分活血；升麻、桔梗清热升举。诸药合济，共奏散结止痛之功。

例一：汪某，30岁，近睾丸坠胀疼痛，医院予清热消炎治之，其效不显，前来我处诊治。刻下患者痛苦面容，睾丸牵引小腹坠胀疼痛。睾丸不红不肿，舌淡苔白，脉弦。予"疏肝解郁、理气止痛法"治之，取"睾丸坠痛方"加减。

方药：橘核仁10克，荔枝核15克，青皮10克，金铃子10克，乌药10克，升麻10克，郁金10克，炒香附子10克（捣碎），桔梗10克，甘草10克。

复诊：上方连服两剂，小腹痛止，睾丸坠痛大减。脉舌同前。宗上方加减再进。

方药：橘核仁15克，金铃子10克，荔枝核15克，升麻10克，当归10克，青皮10克，柴胡10克，大白芍15

克，乌药10克，炒香附子10克（捣碎），甘草10克。

上方连服两剂，睾丸坠痛止。宗上方继服两剂以善其后。

例二：刘某，20岁，患者睾丸坠胀热痛三天余，前来我处就诊。刻下患者睾丸坠胀热痛，右侧睾丸微肿，不能触摸。测体温37.5℃，舌红苔白，脉弦。予"疏肝解郁、清热理气法"治之。

方药：金银花30克，连翘10克，柴胡10克，金铃子10克，橘核仁10克，荔枝核10克，升麻10克，桔梗10克，青皮10克，当归10克，甘草10克。

复诊：上方连服两剂，热退，睾丸肿胀消，疼痛亦止，仍不能触摸，脉舌同前。宗上方加减再进。

方药：金银花15克，金铃子10克，橘核仁10克，荔枝核10克，柴胡6克，大白芍15克，青皮10克，甘草10克。

三诊：上方连服两剂，睾丸热胀疼痛均止。宗上方继服两剂以善其后。

按：肝经络阴器，故睾丸胀痛者，宜疏肝解郁治之。痛乃气滞不通，故胀痛者，宜理气散结也。气顺结散，疼痛可止。

第二节 胃肠方

一、健脾消食饮

组成：炒白术30克，焦山楂30克，炒神曲30克，炒麦芽30克，鸡内金10克（捣碎），陈皮10克，党参10克，甘草10克，枳壳15克。

功能：健脾和胃，消食化积。

主治：脾胃不和，纳谷不香，脘腹胀满。

加减：大便干结者，加当归30克，代赭石15克（捣碎），腹胀甚加炒萝卜子15克（捣碎），苏梗15克。

方解：方中白术、山楂、神曲、麦芽、内金健脾消食，陈皮、枳壳健脾行气，党参、甘草健脾益气。

例一：李某，男，64岁，2013年7月19日就诊。患者胀满纳差十天余，近两天不食亦不觉饥饿，余无任何不适。腹部平平，六脉和匀。此乃脾胃不和也，取"健脾消食饮"加减治之。

方药：炒白术30克，焦山楂30克，炒神曲30克，炒麦芽30克，陈皮10克，鸡内金10克（捣碎），白茯苓10克，制半夏10克，枳壳15克，甘草10克。

上方连服两剂，胀满除，纳食正常。宗上方继服两剂以资巩固。

例二：赵某，男，60岁，2014年7月20日就诊。患者纳差胀满，前来我处诊治。刻下患者不思饮食。超声波检查"肝胆正常"。舌红苔黄腻，脉缓。此乃脾胃虚弱也，宜"健脾和胃法"治之，取"健脾消食饮"加减。

方药：炒白术30克，焦山楂30克，炒神曲30克，炒麦芽30克，鸡内金10克（捣碎），党参10克，陈皮10克，枳壳10克，甘草10克。

2014年7月27日复诊：上方连服3剂，精神较前好转，仍纳谷不香，舌红苔白腻，脉缓。宗上方加减再进。

方药：炒白术30克，焦山楂30克，炒神曲30克，炒麦芽30克，鸡内金10克（捣碎），陈皮10克，薏苡仁30克，滑石30克（包煎），白茯苓10克，炒萝卜子10克（捣碎）。

2014年8月10日三诊：上方连服5剂，胀满除，纳谷正常。宗上方继服5剂，以资巩固。

例三：李某，男，8岁，患者纳差，不思饮食，伴呕恶半月余，前来我处就诊。小儿身体偏瘦，面色萎黄，不思饮食，大便溏薄，小便黄赤。

方药：炒白术15克，焦山楂10克，炒神曲10克，陈皮10克，白茯苓10克，鸡内金10克（捣碎），车前子10克，党参10克，甘草6克。

复诊：上方连服3剂，纳增，大便调。仍呕恶，宗上方加减再进。

方药：炒白术15克，焦山楂10克，炒神曲10克，陈皮10克，白茯苓10克，鸡内金10克（捣碎），党参10克，砂仁6克（捣碎），制半夏6克。

上方连服3剂，纳谷正常。二便调，呕恶胀满均除。

按：纳差胀满者，乃脾胃虚弱运化无力，宜健脾调胃治之。方中大队健脾益胃之品，以增脾之运化和胃之受纳，脾健，纳食自然正常。脾乃运化之枢，脾健，纳谷正常，脘腹胀满自除。

二、消积散

组成：炒白术15克，枳实30克，焦东楂30克，炒牵牛子10克。

上药轧细末冲服，也可水煎服。

功能：消食行滞，健胃化积。

主治：食滞胃脘，纳差，脘腹胀痛，吞酸嗳气。

加减：纳差甚，加鸡内金15克（捣碎），陈皮10克；腹胀甚，加炒萝卜子10克（捣碎）。

方解：白术、东山楂健胃消食，牵牛子消胃内宿食，化积行滞。

例一：王兵，男，5岁，身体瘦弱，纳差，不思饮食，前来我处就诊。刻下患儿身体消瘦,腹大青筋显露,精神萎靡,伴五心烦热。予"消积散"加味服之。

方药:炒白术10克,枳实10克,焦东楂10克,炒牵牛子10克(捣碎),鸡内金6克(捣碎),甘草10克。

复诊:上方连服3剂,小儿纳增,大便溏薄腥臭。宗上方加减继服。

方药:炒白术10克,枳实10克,炒牵牛子6克(捣碎),甘草6克,焦东楂10克,陈皮6克,白茯苓10克,鸡内金6克(捣碎)。

三诊:上方连服两剂,纳增,大便调,精神较前好转。宗上方加减再进。

方药:炒白术30克,枳实30克,炒牵牛子20克,焦东楂30克,鸡内金30克。

上药共轧细末,每服2~3克,一日二次,白糖水冲服。徐服月余,患儿恢复健康。

例二:珍珍,女,4岁,患儿消瘦,纳差,不思饮食,伴大便溏薄,五心烦热。予"消积散"加减服之。

方药:炒白术30克,枳实30克,焦东楂30克,炒牵牛子20克,炒怀山药30克。

上药共轧细末,每服3克,一日二次,白糖水冲服。徐服月余,患儿身体康复。

例三:成成,男,6岁,患儿消瘦,纳差,不思饮食,腹大青筋显露，大便腥臭异常。予"消积散"加减服之。

方药：炒白术 30 克，鸡内金 30 克，焦东楂 30 克，炒牵牛子 20 克，枳实 30 克，炒怀山药 30 克。

上药共轧细末，每服 3 克，一日二次，白糖水冲服。徐服月余，小儿纳增，大便调，身体康复。

按：小儿身体消瘦，纳差者，脾胃虚弱，宜健脾消食治之；大便腥臭者，胃肠积有宿食，宜导滞化积治之。胃肠素积宿食消逐，脾胃健运正常，体自康复。

三、加味丁香柿蒂散

组成：丁香 10 克，柿蒂 20 克，人参 10 克，良姜 10 克，刀豆 30 克，乌药 10 克，旋覆花 15 克（包煎），制半夏 10 克，厚朴 10 克。

功能：温中和胃，理气降逆。

主治：呃逆，胃气上逆。

加减：呃声响亮，大便干结者，加代赭石 30 克（捣碎），竹茹 15 克。

例一：李某，男，40 岁，患呃逆三天余，求余诊治。刻下呃声不止，舌淡，脉沉缓。予"加味丁香柿蒂散"治之。

方药：丁香 10 克，柿蒂 15 克，人参 10 克，刀豆 30 克，制半夏 10 克，厚朴 10 克，旋覆花 15 克（包煎），生姜6克。

上方服一剂呃逆止,连服两剂。一年后来诊,呃逆未作。

例二:张某,男,70岁,患呃逆十天余,与输液等法治疗,其效不显,呃逆不止,前来我处诊治。刻下呃逆不止,口干少津,大便干结,舌红苔薄白,脉弱。

方药:代赭石30克(捣碎),丁香6克,柿蒂15克,刀豆30克,竹茹10克,党参15克,大白芍30克,生姜3克。

复诊:上方服一剂,大便下,呃逆减少。脉舌同前。宗上方加减再进。

方药:代赭石15克(捣碎),丁香6克,柿蒂15克,刀豆20克,竹茹15克,旋覆花15克(包煎),大白芍30克,甘草10克,党参10克,生姜3克。

上方连服3剂,呃逆止。多年后随访,呃逆未复发。

四、清胃汤

组成:生石膏20克(捣碎),白芷10克,苏叶10克,甘草10克。

功能:清胃泻火。

主治:胃热盛,口苦口臭,头痛。

加减:胃热盛,伴口干口渴者,加瓜蒌根30克;牙痛者，加升麻10克。

例一：王某，男，30岁，患牙痛，伴口苦口臭，前来我处就诊。患者牙痛，伴口苦口臭，前医均以肝胆热盛治之，多次服"龙胆泻肝丸"而罔效。刻下仍牙痛，口苦口臭，舌红，脉弦。予"清胃汤"加减治之。

方药：生石膏30克（捣碎），白芷10克，紫苏叶10克，升麻10克，甘草10克。

上方服一剂，牙痛止，口苦口臭减轻。继服两剂，口苦口臭亦除。

例二：张某，女，60岁，患者口苦口臭，屡服中西药罔效，前来我处就诊。刻下患者口苦口臭，与其对面讲话，可闻口臭异常。舌红苔白腻，脉弦滑。

方药：生石膏30克（捣碎），白芷15克，紫苏叶10克，甘草10克，山豆根10克。

复诊：上方连服两剂，口苦口臭减轻。脉舌同前。宗上方加减再进。

方药：生石膏20克（捣碎），白芷10克，紫苏叶10克，甘草10克，滑石30克（包煎）。

上方连服两剂，口苦口臭除。

例三：韦某，女，50岁，多年来自觉口苦口臭，前来我处就诊。舌红苔白腻，脉弦。

方药：生石膏20克（捣碎），白芷10克，紫苏叶10

克，滑石 30 克（包煎），甘草 10 克。

上方服一剂，口苦口臭减轻；连服三剂，口苦口臭除。

例四：李某，女，40 岁，患者头痛，伴口苦口臭，前来我处就诊。刻下，患者头痛，前额尤甚，伴口苦口臭，恶心呕吐，舌红苔白腻，脉弦滑。

方药：生石膏 20 克（捣碎），白芷 10 克，蔓荆子 15 克（捣碎），紫苏叶 10 克，滑石 30 克（包煎），甘草 10 克。

复诊：上方连服两剂，头痛止，口苦口臭明显减轻。仍恶心呕吐，脉舌同前。宗上方加减再进。

方药：生石膏 20 克（捣碎），白芷 10 克，蔓荆子 10 克（捣碎），紫苏叶 10 克，滑石 30 克（包煎），半夏 10 克。

上方连服两剂，诸症均除。

按：口苦口臭乃胃热炽盛。石膏清泄胃火，白芷芳香化浊，善化口腔浊气，苏叶亦善消浊气。舌苔腻乃湿热盛，故加滑石增清热化湿之功。胃热清，浊气得化，故口苦口臭可除。

五、肠风汤

组成：侧柏叶 10 克，黑栀子 10 克（捣碎），大黄炭 10 克，槐花 15 克，马齿苋 15 克，秦皮 10 克，苦参 10 克，三七参6克（轧细末，分三次冲服）。

功能：凉血止血，清热解毒，收敛固肠。

主治：脓血大便，肛门坠胀，或痔疮出血。

加减：出血多，加茜草炭10克；腹痛者，加大白芍30克，甘草10克；热盛者，加黄连10克（捣碎），黄柏10克；纳差者，加焦山楂30克；肠中结节肿块者，加泽漆15克，三棱10克，莪术10克。

例一：郑某，男，60岁，患脓血便前来我处就诊。据云：患者脓血便三月余，前医按痢疾等法治疗而罔效。刻下大便日一二行，脓血多于粪便，小腹坠痛，伴神疲乏力，精神萎靡。肠镜检查"直肠水肿，多处出血点"。舌淡苔白，脉沉弱。

方药：大黄炭10克，马齿苋15克，黑栀子15克（捣碎），秦皮10克，槐花15克，侧柏叶炭10克，黄连10克（捣碎），三七参6克（轧细末，分三次冲服），炒白芍30克。

复诊：上方连服3剂，脓血便减少，腹痛亦减轻，脉舌同前。宗上方加减再进。

方药：马齿苋30克，大黄炭10克，黑栀子10克（捣碎），侧柏叶炭10克，秦皮10克，黄柏10克，黄连10克（捣碎），茜草炭10克，槐花15克，炒白芍15克，甘草10克，三七参6克（轧细末，分三次冲服）。

三诊：上方连服3剂，脓血便止，大便日行一次。仍纳差乏力，小腹有时隐痛，舌淡，脉缓。宗上方加减再进。

方药：马齿苋30克，栀子10克（捣碎），秦皮10克，大白芍15克，三七参6克（轧细末，分三次冲服），山楂炭30克，槐花15克，甘草10克。

上方连服5剂，纳增，腹痛止，近未见脓血大便，遂停药。

例二：王某，男，36岁，大便出血，前来我处就诊。据云：半年来，大便时夹新鲜血液，近日便时流血较多。医院肠镜检查"乙状结肠处两处花生米大小肿块"。刻下便时小腹坠痛，身体消瘦，伴倦怠乏力，舌淡苔白，脉沉细。

方药：苦参10克，马齿苋30克，栀子炭10克（捣碎），大黄炭10克，秦皮10克，侧柏叶炭10克，三七参6克（轧细末，分三次冲服），山楂炭30克。

复诊：上方连服5剂，便时流血减少，仍纳差，伴小腹坠胀疼痛，倦怠乏力，舌淡苔白，脉沉细。宗上方加减再进。

方药：苦参10克，马齿苋30克，栀子炭10克（捣碎），大黄炭10克，秦皮10克，侧柏叶炭10克，山楂炭30克，泽漆15克，三七参6克（轧细末，分三次冲服）。

三诊：上方连服5剂，便时流血止，纳增，腹痛亦明显减轻，自觉症状好转，脉舌同前。宗上方加减再进。

方药：苦参 10 克，栀子 10 克（捣碎），秦皮 10 克，泽漆 15 克，山楂炭 30 克，鸡内金 15 克（捣碎），三七参 6 克（轧细末，分三次冲服），马齿苋 15 克，大白芍 15 克，三棱 10 克，莪术 10 克。

四诊：上方连服 10 剂，纳增，腹痛止，近未见脓血便，精神明显好转，复肠镜检查"直肠未见节结肿块"，宗上方加减，继服 10 剂，以善其后。

按：脓血便，乃肠黏膜脱落，并非脓液，故治之，非厚肠止血不能为。肠内壁溃烂，非清热解毒、固涩收敛不能愈合，肠内有硬结肿块者，非解毒散结不能除。肠壁溃烂愈合，血自止，肿结散解，肠壁光滑，便时自无脓血了。

六、益气通便汤

组成：生黄芪 30 克，党参 10 克，白术 30 克，甘草 10 克，当归 30 克，郁李仁 10 克（捣碎），瓜蒌仁 30 克（捣碎），生地黄 30 克，代赭石 30 克（捣碎）。

功能：健脾益气，润肠通便。

主治：老年人倦怠乏力，神疲懒言。大便不畅，三五日一行。

方解：黄芪益气补虚；党参、白术健脾益胃，培补气血生化之源；当归补血润肠，气旺血和以增运化传导之力。

生地黄清热濡润；郁李仁、瓜蒌仁润肠通便；代赭石重坠导胃肠糟粕下行；甘草和中调和诸药。诸药共济，共奏健脾益气、运肠通便之功。

例一：常某，男，80岁，患大便干结前来我处就诊。患者体丰，大便干结难下，平素三五日一行，常借开塞露通便，刻下一周未解大便，纳谷正常，舌淡，脉缓。

方药：生黄芪30克，党参10克，当归30克，生地黄30克，炒白术30克，甘草10克，炒瓜蒌仁30克（捣碎），郁李仁10克（捣碎），代赭石30克（捣碎），怀牛膝15克。

复诊：上方连服3剂，大便下，近两天日行一次，纳谷正常，舌淡苔白，脉缓。宗上方加减再进。

方药：生黄芪30克，党参10克，炒白术30克，当归30克，甘草10克，郁李仁10克（捣碎），炒瓜蒌仁30克（捣碎），生地黄30克，代赭石20克（捣碎），白茯苓10克。

三诊：上方连服3剂，纳谷正常，大便日一行或间日一行。无不适，脉舌同前。宗上方加减再进。

方药：生黄芪30克，党参10克，炒白术30克，当归30克，白茯苓10克，焦山楂30克，郁李仁10克（捣碎），炒瓜蒌仁30克（捣碎），甘草10克。

上方连服3剂，纳谷正常，大便畅。宗上方继服3剂以资巩固。

例二：武某，男，70岁，患大便难，前来我处就诊。患者平素大便难解，三四日一行，大便不干，然迟迟解之不下，纳谷正常，无不适，舌淡苔白，脉缓。此乃气虚推动无力，脾虚失其运化。予"健脾益气法"治之，取"益气通便汤"加减。

方药：生黄芪30克，党参10克，当归30克，炒白术30克，生地黄30克，郁李仁10克（捣碎），炒瓜蒌仁30克（捣碎），甘草10克。

复诊：上方连服3剂，大便日行一次，或间日一次，解便较前顺利。脉舌同前。宗上方加减再进。

方药：生黄芪30克，党参10克，炒白术30克，当归30克，甘草10克，生地黄30克，白茯苓10克，郁李仁10克（捣碎），炒瓜蒌仁15克（捣碎）。

三诊：上方连服3剂，大便较畅，日行一次，脉舌同前。宗上方加减再进。

方药：生黄芪30克，党参10克，炒白术30克，当归30克，生地黄30克，白茯苓10克，焦山楂30克，甘草10克。

四诊：上方连服3剂，大便畅，日行一次，脉舌同前。宗上方继服5剂以善其后。

例三：王某，男，80岁，患大便难，前来我处就诊。

患者大便三四日一行，干结难下，纳差胀满，身体消瘦，舌红苔白，脉弦，此乃老年脾虚失其运化。予"健脾益气法"治之，取"益气通便汤"加减。

方药：生黄芪15克，生地黄30克，当归30克，炒白术30克，焦山楂30克，炒瓜蒌仁30克（捣碎），代赭石20克（捣碎）。

复诊：上方服1剂，大便解下干结粪便。连服3剂，大便通畅。仍纳差胀满，脉舌同前。宗上方加减再进。

方药：生黄芪15克，当归30克，生地黄30克，炒白术30克，焦山楂30克，炒麦芽30克，枳实10克，炒瓜蒌仁15克（捣碎），丹皮10克。

三诊：上方连服3剂，大便畅，纳增，胀满除。宗上方继进3剂，以善其后。

按：人老气虚，气虚推动无力，饮食物在胃肠稽留过久，所以大便难。故老年人大便难，予通下治之，非其治，非益气健脾不能为。方中重用白术、黄芪健脾益气，以增气血生化之源。气血旺盛，肠胃功能运化有序，糟粕不久稽留肠胃，大便自畅。方中更加地黄之甘润，瓜蒌仁、郁李仁润肠通便以助大肠之传导，代赭石重坠导糟粕直至魄门。故气旺推动有力，传导功能正常，自无大便干结，或糟粕稽留不下之理。

七、泽漆壁虎蟾皮酒

组成：泽漆 100 克，干壁虎 50 克，干蟾皮 50 克，黄酒 1000 克。

浸泡 10 天，滤渣，每次饮 20～30 毫升，一日 2～3 次。

功能：清热解毒，消肿散结。

主治：食道癌、胃癌，对其他肿瘤亦有效。

例一：李某，男，65 岁，患者食道下端近贲门处癌肿。西医放疗半年后，又发吞咽困难。食道钡餐透视示"原病位又有肿结"。遂予"泽漆壁虎蟾皮酒"如法服之一月余，自觉吞咽食物较前顺利。如法服三月余，吞咽顺利，饮食正常。复食道钡餐透视示"食道壁光滑，未见肿物"。如法继服两月余，以巩固疗效。

例二：张某，女，70 岁，吞咽困难一月余，食道钡餐透视示"食道中段肿瘤"。畏惧手术，前来中医科诊治。遂予"泽漆壁虎蟾皮酒"如法服之月余，自觉吞咽较前顺利。如法服三月余，吞咽顺利，饮食正常。复食道钡餐透视示"食道光滑，未见肿物"。如法继服两月余，以资巩固。

按：泽漆、壁虎、蟾皮具有清热解毒之功，现代医学研究认为有抗肿瘤作用。愚临证多年，反复多次试验于临床，效果确切。其不仅对食道肿瘤效显，对其他肿瘤亦有效验，愿我同道临床施用之。

第三节 肺心方

一、益气逐恶汤

组成：人参15克，生黄芪30克，白术15克，当归10克，泽漆15克，土鳖虫15克（捣碎），白花蛇舌草15克，半枝莲15克，杏仁10克（捣碎），薏苡仁30克，全瓜蒌15克，甘草10克。

功能：益气扶正，解毒逐恶。

主治：邪毒蕴肺，胸闷胸痛，潮热盗汗，身体消瘦（西医诊断为肺癌）。

加减：胸痛甚，加制乳香、制没药各10克；咯血者，加白茅根30克，白及10克，藕节15克，三七参10克（轧细末，分三次冲服）；发热者，加金银花30克，连翘10克。

方解：人参、黄芪、当归、白术益气养血，健脾扶正，以增抗邪之力；泽漆、白花蛇舌草、半枝莲、薏苡仁、土鳖虫抗癌逐恶；瓜蒌、杏仁、甘草宽中润肺。诸药合济，共奏益气扶正、抗癌逐邪之功。

例一：单某，女，63岁，2014年10月20日检查发现右下肺2cm×2cm肿块，遂赴省城手术治疗，返家后求余诊治。刻下面色虚浮，少气乏力，动则喘息，纳可，舌淡苔白，脉沉弱。

方药：人参15克，生黄芪30克，炒白术30克，当归10克，泽漆15克，鸡内金10克（捣碎），白花蛇舌草15克，半枝莲15克，薏苡仁30克，杏仁10克（捣碎），甘草10克。

2014年11月20日复诊：上方连服10剂，已不喘息，纳增，面泛红润，舌淡苔白，脉沉弱。宗上方加减再进。

方药：人参15克，生黄芪30克，炒白术30克，鸡内金10克（捣碎），当归10克，泽漆15克，白花蛇舌草15克，半枝莲15克，全瓜蒌15克（捣碎），杏仁10克（捣碎），薏苡仁30克，焦山楂30克，甘草10克。

2014年12月20日三诊：上方连服10剂，未见胸闷胸痛、喘息诸症，自觉体力康复，已能操持家务。脉舌同前。宗上方加减再进。

方药：人参15克，生黄芪30克，当归10克，炒白术30克，鸡内金10克（捣碎），焦山楂30克，泽漆15克，薏苡仁30克，白花蛇舌草15克，全瓜蒌15克（捣碎），杏仁10克（捣碎），甘草10克。

2015年1月15日四诊：自觉体力康复，复赴省城检查,两肺清晰,未见肿块转移。宗上方加减再进。

方药:人参15克,黄芪30克,当归10克,炒白术30克,泽漆15克,半枝莲15克,白花蛇舌草15克,薏苡仁30克,鸡内金10克(捣碎),焦山楂30克,全瓜蒌15克(捣碎),杏仁10克(捣碎),甘草10克。

上方连服20剂,体力康复。春节期间,亦无不适。宗上方加减,继服三月余。复查:两肺未见肿块及肿瘤转移。

例二:王某,男,54岁,半年前咳痰偶带血丝,体重减轻,自以为劳累所致。CT检查"右下肺多枚肿块",遂赴省城手术治疗,返家后求余诊治。刻下面色萎黄,胸痛,纳食尚可,舌淡苔白,脉沉弱。

方药:人参15克,生黄芪30克,当归10克,炒白术15克,泽漆15克,白花蛇舌草15克,半枝莲15克,土鳖虫15克(捣碎),薏苡仁30克,杏仁10克(捣碎),全瓜蒌15克(捣碎),甘草10克,白茅根30克,白及10克,甘草10克。

复诊:上方连服5剂,自觉精神好转,纳增。仍胸痛,余未见明显异常。脉舌同前。宗上方加减再进。

方药:人参15克,生黄芪30克,当归10克,炒白术30克,泽漆15克,鸡内金10克(捣碎),白花蛇舌草15克,半枝莲15克,薏苡仁30克,土鳖虫10克(捣碎),炙杏仁10克(捣碎),延胡索10克(捣碎),白及10克,制乳香6克,制没药6克。

三诊:上方连服10剂,纳增,胸痛亦减,身体较前好转,脉舌同前。宗上方加减再进。

方药:人参15克,生黄芪30克,当归10克,炒白术30克,鸡内金10克(捣碎),土鳖虫10克(捣碎),泽漆15克,薏苡仁30克,白花蛇舌草15克,半枝莲15克,全瓜蒌15克(捣碎),炙杏仁10克(捣碎),制乳香6克,制没药6克。

四诊:上方连服10剂,纳增,胸痛止,身体基本康复。宗上方加减,徐服三月余。复CT检查"两肺清晰,未见肿瘤转移"。

按:肺癌乃恶性病,必须大补气血,增强体质以抗邪;佐解毒抗癌、散瘀破结之剂以驱邪,久久服之方可得愈。

二、益气润肺汤

组成:人参15克,生黄芪30克,沙参15克,麦门冬15克,黄精10克,玉竹10克,焦山楂30克,阿胶15克(烊化兑服)。

功能:益气润肺,扶正解毒。

主治:干咳。口吐涎沫,身体消瘦。肺痿。

加减:发热者,加生石膏30克,连翘10克,金银花30克;咳喘者,加炙杏仁10克,炒苏子10克。

三、清肺止血汤

组成：生石膏30克（捣碎），栀子炭15克（捣碎），生地炭30克，黄芩炭10克，藕节炭10克，白及10克，代赭石30克（捣碎），旋覆花15克（包煎），白茅根30克，玄参30克，知母10克，炙杏仁10克（捣碎）。

功能：凉血止血，清肺止咳。

主治：咳喘，咯血甚或咯血不止。

加减：短气乏力者，加沙参30克；胀满者，减旋覆花，加焦山楂30克。

方解：石膏、代赭石清肺降逆，栀子、生地黄、黄芩、藕节、白茅根、白及清热凉血、止血，玄参、知母、杏仁清热润肺、止咳。诸药共奏凉血止血、清热润肺止咳之功。

例一：张某，男，40岁，患者患慢性支气管炎伴支气管扩张病，前来我处诊治。刻下患者面色萎黄虚浮，咯血，伴心慌心悸，胸闷短气，心率100次/分，不发热，舌淡黯苔白，脉弦数。

方药：栀子炭10克（捣碎），生地黄30克，藕节炭10克，白及10克，煅龙骨30克（捣碎），煅牡蛎30克（捣碎），白茅根30克，玄参30克，当归10克，甘草10克。

复诊：上方连服两剂，咯血止。连服3剂，胸闷咳嗽亦减，脉舌同前。宗上方加减再进，以观动静。

方药：沙参30克，栀子10克（捣碎），白及10克，生地黄30克，当归10克，白术15克，龙骨30克（捣碎），牡蛎30克（捣碎），白茅根30克，甘草10克，炙杏仁10克（捣碎），藕节10克。

三诊：上方连服3剂，咯血止。仍感胸闷短气，纳谷不香，舌淡苔白，脉弱。宗上方加减再进。

方药：生黄芪30克，党参10克，当归10克，栀子10克（捣碎），炒白术15克，鸡内金10克（捣碎），白茅根30克，白茯苓15克，白及10克，甘草10克。

四诊：上方连服5剂，纳增，胸闷短气大减，精神较前明显好转，脉舌同前。宗上方加减再进。

方药：生黄芪30克，沙参15克，当归10克，炒白术30克，鸡内金10克（捣碎），栀子10克（捣碎），白及10克，藕节10克，甘草10克。

上方连服5剂，近未咯血，自觉身体康复。宗上方继服10剂，以资巩固。

例二：尹某，女，57岁，患空洞性肺结核，大咯血，前来我处就诊。刻下午后潮热，纳差，伴胸闷胸痛，时痰中夹血丝。近两天咯血较剧，舌淡苔白，脉细数。

方药：生石膏20克（捣碎），栀子炭15克，白茅根30克，白及10克，生地炭30克，藕节炭15克，黄芩炭

10克，金银花30克，玄参30克，炙杏仁10克（捣碎），炙甘草10克。

复诊：上方连服3剂，咳嗽、咯血均大减。仍纳差，午后潮热，胸闷胸痛，脉舌同前。嘱配服西药抗结核药，中药宗上方加减再进。

方药：栀子炭10克，生地炭30克，白及10克，藕节炭10克，白茅根30克，炒白术30克，鸡内金10克（捣碎），丹参30克，百部15克，玄参30克，炙杏仁10克（捣碎）。

三诊：上方连服10剂，咯血止，纳增，热退，精神较前好转。仍胸闷胸痛，脉舌同前。宗上方加减再进。

方药：栀子炭10克（捣碎），生地炭10克，白及10克，藕节炭10克，白茅根30克，炒白术30克，鸡内金10克（捣碎），丹参30克，百部15克，玄参30克，炙杏仁10克（捣碎）。

四诊：上方连服10剂，纳增，咯血止，未发热，精神较前好转。仍胸闷胸痛，脉舌同前。宗上方加减再进。

方药：栀子10克（捣碎），白茅根30克，白及10克，生地黄30克，炒白术30克，白茯苓10克，鸡内金10克（捣碎），百部15克，藕节10克，炙杏仁10克（捣碎），炙甘草10克。

五诊：上方连服10剂，胸闷胸痛止，自觉身体康复。

复摄胸片示：肺空洞已愈合。宗上方轧细末，水泛为丸，每服6克，一日二次，徐徐服之，以善其后。

按：大咯血，乃支气管扩张或肺结核（特别空洞性肺结核）所致。支气管扩张、血管破裂、空洞性肺结核、血管破裂均易导致大咯血，故重用大队炭剂及收敛破损之脏器，强止妄行之血以治标，大队清热润肺之品以治本。清肺凉血，收敛止血并治，热清血止，肺可安。

四、益气养心汤

组成：人参15克，当归10克，生黄芪30克，白术15克，丹参30克，大白芍30克，龙骨30克（捣碎），石菖蒲10克，炒柏子仁10克（捣碎），甘草10克。

功能：补血益气，宁志安神。

主治：心悸心跳，心慌气急，心脏供血不足。

加减：口干、心动过速者，加麦门冬15克，黄精、玉竹各10克；胀满纳差者，加焦山楂30克（捣碎），枳壳10克。

方解：方中人参、黄芪益气养血，当归、白芍生血补血，白术、甘草健脾和中，以资生化之源，菖蒲、柏子仁宁志安神，丹参活络通脉，龙骨敛志安神。诸药合济，共奏益气养血、宁志安神之功。

例一：张某，男，50岁，患心悸心跳前来我处就诊。

据云：患者心悸心跳一年余，心电图提示"心脏供血不足"，多处诊治，症状时轻时重，终未得愈。舌淡黯苔白，脉沉弱。

方药：当归10克，大红参15克（切小块吞服），丹参30克，生黄芪30克，白术15克，大白芍30克，龙骨30克（捣碎），石菖蒲10克，炒柏子仁10克（捣碎），焦山楂30克，甘草10克。

复诊：上方连服5剂，心悸心跳明显好转。仍时有胸闷，脉舌同前。宗上方加减再进。

方药：当归10克，大红参10克（切小块吞服），赤芍10克，生黄芪30克，炒白术15克，丹参30克，龙骨30克（捣碎），石菖蒲10克，炒柏子仁10克（捣碎），焦山楂30克，三七参10克（轧细末，分三次冲服），甘草10克。

三诊：上方连服5剂，心悸心跳、心慌气急除，胸闷亦减轻，舌淡黯苔薄白，脉沉弱。宗上方加减再进。

方药：当归30克，大红参30克，丹参60克，大黄芪60克，赤芍30克，白术30克，石菖蒲30克，炒柏子仁30克，三七参30克，焦山楂30克，甘草20克。

上药共轧细末，水泛为丸，每服6克，一日二次。如法徐服三月余，诸症皆除，复查心电图"基本正常"。

例二：王某，女，60岁，患心悸心跳，胸中憋闷，前来我处就诊。据云：患者心悸心跳，胸中憋闷伴胸中时刺痛。心电图提示"冠状动脉供血不足"。刻下心悸心跳伴倦怠乏力，纳差胀满，舌黯淡苔薄白，脉沉弱。

方药：当归15克，大红参15克（切小块吞服），丹参30克，炒白术15克，生黄芪30克，焦山楂30克，生龙骨30克（捣碎），炒柏子仁10克（捣碎），石菖蒲10克，甘草10克。

复诊：上方连服5剂，心悸心跳、心慌气急减轻，纳谷增。仍感倦怠乏力，脉舌同前。宗上方加减再进。

方药：当归15克，大红参15克（切小块吞服），生黄芪30克，丹参30克，炒白术15克，焦山楂30克，石菖蒲10克，炒柏子仁10克（捣碎），茯神10克，甘草10克。

三诊：上方连服5剂，心悸心跳除。仍感胸中憋闷，时胸痛，倦怠乏力，脉舌同前。宗上方加减再进。

方药：当归15克，大黄芪30克，大红参15克（切小块吞服），炒白术15克，丹参30克，檀香6克，三七参10克（轧细末，分三次冲服），炒柏子仁10克（捣碎），石菖蒲10克，焦山楂30克，枳壳10克，甘草10克。

四诊：上方连服5剂，诸症大减，舌淡苔薄白，脉弦。宗上方加减再进。

方药：当归10克，大红参10克（切小块吞服），大黄芪30克，丹参30克，炒白术15克，焦山楂30克，三七参10克（轧细末，分三次冲服），石菖蒲10克，炒柏子仁10克（捣碎），檀香6克，龙骨30克（捣碎），甘草10克。

五诊：上方连服10剂，心悸心跳、胸闷胸痛均除，自觉身体康复。宗上方轧细末，水泛为丸，每服6克，一日二次，徐服三月余，复查心电图"基本正常"。

按：心主血脉，心脏供血不足者，乃血虚不能荣心，而发心悸心跳。血运行于脉道，心血虚，血在脉道运行无力，所以胸闷胸痛，心慌心悸，故重用当归、黄芪、人参大补气血，以荣补心血之空虚；重用丹参、三七参化瘀通络以助血脉之运行；柏子仁、石菖蒲养心阴、益心窍以养心神；龙骨以敛志安神；山楂消脂通络活中。心血旺盛，心有所养，脉道通畅，血脉运行正常，胸中憋闷、心悸心跳自除。

五、鼻炎一号方

组成：金银花20克，辛夷花10克，炒苍耳子10克（捣碎），防风10克，羌活10克，蒺藜10克，荆芥穗10克，白芷10克，薄荷叶10克，连翘10克，甘草10克。

功能：清热止痛，除风通窍。

主治：鼻塞头痛，流腥臭鼻涕，过敏性鼻炎。

加减： 头痛甚，加川芎、蔓荆子各10克；易感冒，加黄芪30克。

方解： 金银花清热解毒，辛夷花、苍耳子、蒺藜透脑通窍，防风、羌活、荆芥穗除风通窍，白芷、薄荷叶芳香通窍止痛。诸药合济，共奏清热通窍、除风止痛之功。

例一： 李某，男，16岁，患鼻炎前来我处就诊。据云：患者头痛，伴鼻塞流黄浊鼻涕半年余。前医予"千柏鼻炎片"及消炎药治疗，效果不显。刻下头痛，前额痛甚，流黄浊鼻涕，予"鼻炎一号方"加减治之。

方药： 金银花20克，白芷10克，辛夷花6克，炒苍耳子10克（捣碎），防风6克，羌活10克，蒺藜10克，薄荷叶10克，生石膏15克（捣碎），荆芥穗10克，甘草10克。

复诊： 上方连服两剂，头痛减轻，鼻塞、流浊鼻涕均减。宗上方加减再进。

方药： 金银花15克，辛夷花6克，川芎6克，蔓荆子10克（捣碎），炒苍耳子10克（捣碎），白蒺藜10克，白芷10克，薄荷叶10克，荆芥穗10克，甘草10克。

三诊： 上方连服3剂，头痛止，鼻塞、流黄浊鼻涕均解。宗上方加减，继服3剂以资巩固。

例二： 李某，男，12岁，学生，患头痛病前来我处就诊。患者头痛一年余，原诊断为"过敏性鼻炎"，反复治疗，效果不显。刻下头痛，前额尤甚，头痛时轻时重，遇冷头痛加重，伴鼻塞流黄浊鼻涕。予"鼻炎一号方"治之。

方药：金银花 15 克，防风 6 克，荆芥穗 10 克，辛夷花 6 克，白芷 10 克，炒苍耳子 10 克（捣碎），川芎 6 克，羌活 10 克，甘草 10 克。

复诊：上方连服 3 剂，头痛止，流浊鼻涕亦减轻。宗上方加减再进。

方药：黄芪 15 克，防风 6 克，白术 10 克，金银花 10 克，辛夷花 3 克，炒苍耳子 10 克（捣碎），白芷 6 克，薄荷叶 6 克，荆芥穗 6 克，甘草 6 克。

上方连服 5 剂，头痛未作。一年后来诊，自服药后，鼻炎愈矣。

六、鼻炎二号方

组成：大白芍 30 克，桂枝 10 克，金银花 15 克，辛夷花 6 克，蝉蜕 6 克，甘草 10 克。

功能：清热除风，和解少阳。

主治：鼻塞头痛，过敏性鼻炎。

加减：头痛甚，加白芷 10 克，菊花 10 克；发热者，加连翘 10 克，薄荷叶 10 克。

例一：李某，男，15 岁，患头痛病前来我处就诊。据云：头痛反复发作一年余，诊断为"过敏性鼻炎"，多处治疗，效果不显。刻下头痛，前额尤甚，伴午后潮热，鼻塞流黄稠鼻涕，舌淡红苔白，脉弦。

方药：大白芍 15 克，桂枝 6 克，金银花 15 克，辛夷花 6 克，柴胡 6 克，薄荷叶 6 克，白芷 6 克，甘草 6 克。

复诊：上方服 1 剂，低热退，头痛减轻。连服 3 剂，头痛止，鼻塞流浊鼻涕亦止。宗上方加减再进。

方药：大白芍 15 克，生黄芪 15 克，白芷 6 克，桂枝 6 克，金银花 10 克，防风 6 克，辛夷花 6 克，甘草 6 克。

三诊：上方连服 3 剂，头痛未作，诸症均解。宗上方继服 3 剂以资巩固。

例二：刘某，女，15 岁，患头痛病一年余，反复治疗，其效不显，前来我处就诊。刻下头痛，前额尤甚，伴午后潮热，鼻塞，流黄浊鼻涕，舌红苔白，脉弦。

方药：大白芍 30 克，蝉蜕 6 克，白芷 10 克，金银花 15 克，薄荷叶 10 克，辛夷花 6 克，桂枝 6 克，甘草 10 克。

复诊：上方连服 3 剂，午后潮热退，头痛减轻，仍鼻塞、流黄浊鼻涕，脉舌同前。宗上方加减再进。

方药：大白芍 15 克，白芷 10 克，金银花 15 克，辛夷花 6 克，桂枝 6 克，炒苍耳子 10 克（捣碎），甘草 10 克。

三诊：上方连服 3 剂，头痛止，午后未发热。宗上方继服 3 剂，以资巩固。

第四节 肾病方

一、补肾固缩汤

组成：桑螵蛸10克，覆盆子15克，熟地黄15克，山萸肉15克，益智仁10克，生龙骨20克（捣碎），生牡蛎20克（捣碎），鸡内金10克（捣碎），炒补骨脂10克（捣碎），乌药10克，白茯苓10克。

功能：补肾固肾，益精缩尿。

主治：腰膝酸软，神疲乏力，遗精遗尿。

加减：伴倦怠乏力，气虚者，加生黄芪15~30克；小便涩痛者，减乌药、龙骨、牡蛎，加车前子15克，瞿麦10克；遗精甚，减乌药、鸡内金，加金樱子15克，知母、黄柏各6克。

方解：桑螵蛸、益智仁、覆盆子、鸡内金益肾固精，缩小便，熟地黄、山萸肉、覆盆子、补骨脂补肾固精，龙骨、牡蛎涩精收敛，乌药理气缩尿，白茯苓健脾益气利尿。诸药相伍，共奏补肾涩精、缩尿之功。

例一：杜某，女，55岁，近年来患遗尿病，前来我处就诊。刻下患者小便有时不能自控，咳嗽、活动均加剧。伴腰酸腿软，头晕耳鸣，舌淡苔白，脉沉弱。

方药：桑螵蛸10克，益智仁10克，乌药10克，山萸肉15克，鸡内金15克（捣碎），生黄芪30克，白茯苓15克，车前子15克，甘草10克。

复诊：上方服1剂，遗尿减轻。连服3剂遗尿止，小便已能自控。然仍腰酸腿软，头晕耳鸣，脉舌同前。宗上方加减再进。

方药：熟地黄30克，山萸肉15克，桑螵蛸10克，覆盆子10克，鸡内金10克（捣碎），白茯苓10克，乌药10克，知母6克，黄柏6克。

三诊：上方连服3剂，诸症明显好转，未见小便失禁。脉舌同前。宗上方加减再进。

方药：熟地黄30克，益智仁10克，山萸肉10克，覆盆子10克，桑螵蛸10克，鸡内金10克（捣碎），乌药10克，白茯苓10克，车前子10克，知母6克，黄柏6克，甘草10克。

四诊：上方连服3剂，小便正常，腰酸腿软，头晕耳鸣均明显好转。宗上方继服3剂以资巩固。

例二：刘某，男，30岁，患遗精症多年，多处求治未愈，前来我处就诊。患者面色萎黄，精神不振。据云每入睡而遗精，或梦与女子交，或自遗。伴午后潮热，倦怠乏力，舌淡苔白，脉细弱。

方药：熟地黄30克，桑螵蛸10克，覆盆子10克，山萸肉15克,益智仁10克,生龙骨30克(捣碎),生牡蛎30克(捣碎),白茯苓10克,知母10克,黄柏10克。

复诊:上方连服5剂,遗精次数减少。仍腰酸腿软,倦怠乏力,纳谷不香,精神萎靡不振。脉舌同前。宗上方加减再进。

方药:熟地黄30克,桑螵蛸10克,覆盆子10克,山萸肉15克,炒补骨脂10克(捣碎),鸡内金15克(捣碎),龙骨30克(捣碎),牡蛎30克(捣碎),益智仁10克,乌药10克,黄柏10克,知母10克。

三诊:上方连服3剂,午后未见发热,近三天未发遗精。仍腰酸腿软,头晕耳鸣,精神萎靡不振,脉舌同前。宗上方加减再进。

方药:熟地黄30克,大红参10克(切小块吞服),覆盆子10克,山萸肉15克,桑螵蛸6克,白茯苓15克,鸡内金15克(捣碎),乌药10克,知母10克,黄柏10克,甘草10克。

四诊:上方连服5剂,近未发遗精,腰酸腿软亦减轻,精神较前好转。舌淡苔白,脉沉缓。宗上方加减再进。

方药:大红参15克(切小块吞服),炒白术30克,白茯苓15克,熟地黄30克,山萸肉15克,覆盆子10克,甘草10克,鸡内金10克(捣碎),乌药10克,知母10克,黄柏10克。

五诊：上方连服 5 剂，近未发遗精，纳增，诸症均明显减轻，脉舌同前。宗上方加减再进。

方药：党参 15 克，生黄芪 30 克，炒白术 30 克，白茯苓 15 克，鸡内金 15 克（捣碎），熟地黄 30 克，桑螵蛸 6 克，山萸肉 15 克，覆盆子 10 克，甘草 10 克。

上方连服 5 剂，自觉身体康复，遂停药。

按：遗精者，肾虚；肾虚，精关失其固摄，相火妄动，故遗精。遗尿者，亦肾虚。肾虚膀胱固摄失司，气化失约，故遗尿，所以遗精遗尿均宜补肾固摄治之。肾气盛，固摄有权，相火守其宅不妄行，遗精可止。肾气盛，膀胱气化正常，固摄有权，遗尿亦可止。

二、清热利尿汤

组成：白茅根 30 克，生地黄 30 克，炒栀子 10 克（捣碎），小蓟 10 克，茜草炭 10 克，甘草 10 克。

功能：凉血止血，清热利尿。

主治：小便涩痛，尿血。

加减：小便涩痛甚，加石韦 10 克，木通 6 克，金银花 15 克；尿血者，茅根易茅根炭，加藕节炭 10 克。

方解：白茅根色白入肺，善治衄血；中空利尿，更擅清热利尿，擅治小便涩痛尿血；生地黄清热凉血；栀子、茜草、小蓟入血分，凉血止血，炒炭更增止血之力；甘草甘温，调和诸药，并缓诸药之寒凉。诸药合济，共奏清热利尿、凉血止血之功。

例一：王某，男，30岁，患尿血症，前来我处就诊。患者小便涩痛，色黄赤，近两天尿色红，肉眼可辨。伴口干，舌红苔白，脉细数。超声波提示"泌尿系未见结石显影"，予"清热利尿汤"治之。

方药：白茅根60克，生地黄30克，栀子10克（捣碎），茜草10克，小蓟15克，车前子15克，甘草10克。

复诊：上方连服两剂，小便涩痛止。尿常规检查"红细胞＋＋＋"。舌红苔白，脉细数。宗上方加减再进。

方药：白茅根30克，生地黄30克，栀子10克（捣碎），茜草10克，小蓟15克，瞿麦10克，甘草10克。

三诊：上方连服两剂，小便正常，复查小便"红细胞＋"。舌红苔薄白，脉弱。宗上方加减再进。

方药：白茅根30克，生地黄30克，丹皮10克，小蓟10克，茜草10克，鸡内金10克（捣碎），大白芍30克，甘草10克。

上方连服3剂，小便正常。尿常规检查"未见红细胞"。

例二：卫某，男，28岁，患尿血症，前来我处就诊。患者近二十天小便不利，尿黄赤，近两天小便涩痛，尿血肉眼可辨。尿常规检查"红细胞满视野"。舌红苔白，脉弦数。超声波探查"泌尿系未见结石显影"。予"清热利尿、凉血止血法"治之，取"清热利尿汤"加减。

方药：白茅根30克，栀子炭10克（捣碎），茜草炭10克，小蓟15克，大白芍30克，生地黄30克，鸡内金10克（捣碎），甘草10克。

复诊：上方连服3剂，小便涩痛止。尿常规检查"未见红细胞"。宗上方加减再进，以资巩固。

方药：白茅根30克，生地黄30克，栀子10克（捣碎），小蓟10克，大白芍30克，白茯苓10克，车前子10克，甘草10克。

上方连服两剂，小便正常，遂停药。

按：尿血不痛，血淋痛，即血淋砂石阻滞尿道，小便必涩痛难忍。尿血者，即膀胱或尿道热盛或有破损之处，故尿血而不甚痛。故尿血者，予清热凉血、止血治之，可速愈。

三、金葵排石汤

组成：海金沙30克（包煎），冬葵子15克（捣碎），怀牛膝15克，金钱草30克，泽泻10克，泽兰10克，赤芍10克，炒王不留行子30克，槟榔10克。

功能：清热利尿，理气止痛，溶石排石。

主治：肾结石，输尿管结石，膀胱结石，尿道结石。

方解：海金沙、冬葵子、金钱草清热利尿、溶石排石，泽泻利水通淋，王不留行子、槟榔理气化结，泽兰、赤芍散结化瘀止痛。诸药合济，共奏溶石排石、散结止痛之功。

例一：汪某，男，50岁，患者腰痛，时痛时止半年余，前来我处就诊。据云：前医均以腰肌劳损治之，其效不显。刻下患者腰痛，叩击左侧疼痛明显。超声波提示"左肾呈泥沙样结石，右肾未见结石显影"。予"理气止痛、溶石排石法"治之，取"金葵排石汤"加减。

方药：海金沙30克（包煎），金钱草30克，冬葵子15克（捣碎），泽泻15克，鸡内金15克（捣碎），泽兰10克，赤芍15克，炒王不留行子30克，槟榔10克，怀牛膝15克，石韦10克。

复诊：上方连服5剂，腰痛减轻，小便时感涩痛。宗上方加减再进，以观动静。

方药：金钱草30克，海金沙30克（包煎），鸡内金15克（捣碎），炒王不留行子30克，赤芍10克，槟榔10克，冬葵子15克（捣碎），怀牛膝15克，泽泻15克，泽兰10克，瞿麦10克，石韦10克，槟榔10克。

三诊：上方连服5剂，腰痛止，仍有时小便时尿道涩痛。尿常规检查"红细胞＋＋＋"，复超声波检查"左肾见少许结晶物"。宗上方加减再进。

方药：海金沙30克（包煎），金钱草30克，鸡内金

15克（捣碎），怀山药30克，冬葵子15克（捣碎），炒王不留行子30克，槟榔10克，怀牛膝15克，石韦10克，瞿麦10克。

上方连服10剂，腰痛未作，小便畅。复超声波探查"左肾未见结石显影"。

例二：刘某，女，55岁，患者腰痛一年余，近日加重，前来我处就诊。刻下腰痛甚。超声波提示"双肾均见数枚结石，较大（5mm×4mm）"。予"理气止痛、溶石排石法"治之，取"金葵排石汤"加减。

方药：海金沙30克（包煎），金钱草30克，鸡内金15克（捣碎），冬葵子15克（捣碎），赤芍10克，怀牛膝15克，泽泻15克，怀山药30克，炒王不留行子30克，槟榔10克，泽兰10克，石韦10克，瞿麦10克。

复诊：上方连服5剂，腰痛止，无不适。宗上方加减再进。

方药：海金沙30克（包煎），金钱草30克，冬葵子15克（捣碎），鸡内金15克（捣碎），赤芍15克，怀牛膝15克，泽泻15克，泽兰10克，炒王不留行子30克，槟榔10克，石韦10克，瞿麦10克。

三诊：上方连服5剂，昨天突发腰剧痛，小便涩痛难忍，小便色红。超声波探查"右肾未见结石显影，右侧输尿管中段见结石显影"。宗上方加减再进。

方药：海金沙 30 克（包煎），金钱草 30 克，冬葵子 15 克（捣碎），怀牛膝 15 克，赤芍 15 克，泽泻 15 克，泽兰 10 克，炒王不留行子 30 克，槟榔 10 克，怀山药 30 克，石韦 10 克，瞿麦 10 克。

四诊：上方连服两剂，腹痛止，小便畅。连服 5 剂，腹痛未作。复超声波探查"双肾未见结石显影，左输尿管亦未见结石显影"。

例三：韦某，女，50 岁，患者腰痛多年，近突发腰剧痛，牵引小腹疼痛，前来我处就诊。尿常规检查："红细胞＋＋"。超声波提示"左肾 5mm×4mm 结石，左输尿管上段扩张"。予"理气止痛、溶石排石法"治之，取"金葵排石汤"加减。

方药：海金沙 30 克（包煎），金钱草 30 克，冬葵子 15 克（捣碎），赤芍 10 克，鸡内金 15 克（捣碎），怀牛膝 15 克，炒王不留行子 30 克，泽泻 10 克，泽兰 10 克，槟榔 10 克，延胡索 10 克（捣碎），石韦 10 克，瞿麦 10 克。

复诊：上方服 1 剂，腰痛减轻。连服 3 剂，腰痛止，小便仍红赤。宗上方加减再进。

方药：白茅根 30 克，海金沙 30 克（包煎），金钱草 30 克，冬葵子 15 克（捣碎），鸡内金 15 克（捣碎），炒王不留行子 30 克，赤芍 10 克，泽泻 10 克，怀牛膝 15 克，槟榔 10 克，石韦 10 克，瞿麦 10 克。

三诊：上方连服 5 剂，腰未痛，尿血止。超声波探查"左肾未见结石显影，左输尿管下段见一枚 3mm×3mm 结石"，仍予"清热利尿、溶石排石法"治之。

方药：海金沙 30 克（包煎），金钱草 30 克，冬葵子 15 克（捣碎），鸡内金 15 克（捣碎），槟榔 10 克，炒王不留行子 30 克，赤芍 10 克，泽泻 15 克，泽兰 10 克，石韦 10 克，瞿麦 10 克。

上方连服 10 剂，腰未痛。复超声波探查"双肾、输尿管、膀胱均未见结石显影"。

按：结石之证，乃水液代谢过程中，钙质物沉积而成，非自然界之石，非理气散结不能疗，非溶石排石不能除。尿血者，乃结石刺破脏器之征，非清热止血不能为。故用海金沙、金钱草、鸡内金、冬葵子以溶石排石，赤芍、槟榔、王不留行子、泽兰理气散结止痛，泽泻、石韦、瞿麦清热利尿助排石之力，尿血加白茅根清热凉血止血，茅根利尿，亦助排石之力也。诸药合济，共奏溶石排石、理气散结止痛、清热利尿之功。现医院凡遇结石之证，均主张手术治之。不知手术治之，一伤肾脏；再者手术后，肾脏有伤痕，结石易复积聚形成。服中药治之，既不伤肾，亦能速愈，而不易复发。

四、膏淋一号方

组成：芡实30克，莲子肉30克，怀山药30克，萆薢10克，白茯苓10克，泽泻15克，车前子15克。

功能：补肾固肾，滋阴，利尿止浊。

主治：腰酸腿软，小便浑浊，或尿如膏脂。

加减：伴倦怠乏力者，加党参10克，白术15克。

方解：方中芡实、莲子肉、山药滋阴，补肾固肾；萆薢去浊分清，茯苓淡渗利湿；车前子、泽泻益肾利尿止浊。诸药合济，共奏补肾固肾、清热止浊之功。

例一：李某，女，70岁，患膏淋多年，前来我处就诊。刻下患者身体消瘦，伴腰酸腿软，倦怠乏力，尿如膏脂。常服"海群生"而罔效，舌淡苔白，脉细数。予"益肾固摄、清热止浊法"治之。

方药：芡实30克，莲子肉30克，怀山药30克，萆薢15克，泽泻15克，车前子15克，白茯苓15克，薏苡仁30克。

复诊：上方连服3剂，小便浊物减少。仍腰酸腿软，倦怠乏力，舌淡苔白，脉细数。效不更方，宗上方加减再进。

方药：芡实30克，莲子肉30克，怀山药30克，萆薢10克，泽泻15克，车前子15克，白茯苓15克，薏苡仁

30 克，白术 15 克。

三诊：上方连服 5 剂，小便中未见白滑之物，仍纳差乏力，舌淡苔白，脉细弱。宗上方加减再进。

方药：芡实 30 克，莲子肉 30 克，怀山药 30 克，萆薢 10 克，泽泻 10 克，车前子 15 克，白茯苓 10 克，薏苡仁 30 克，白术 10 克，鸡内金 10 克（捣碎），大白芍 15 克。

上方连服 10 剂，纳增，小便清长，遂停药。

例二：李某，女，60 岁。患膏淋多年，前来我处就诊。患者小便混浊，时轻时重半年余。近身体消瘦，尿如膏脂，伴纳差，腰酸腿软，倦怠乏力，乳糜鉴定"阳性"。舌淡苔白，脉沉弱。予"固肾止浊法"治之。

方药：芡实 30 克，莲子肉 30 克，萆薢 15 克，怀山药 30 克，泽泻 15 克，车前子 15 克，鸡内金 10 克（捣碎），薏苡仁 30 克，金樱子 30 克。

复诊：上方连服 3 剂，尿清，尿中未见白滑之物。乳糜鉴定"弱阳性"。仍纳差，倦怠乏力，腰膝酸软，脉舌同前。宗上方加减再进。

方药：芡实 30 克，莲子肉 30 克，怀山药 30 克，萆薢 10 克，车前子 15 克，泽泻 15 克，鸡内金 15 克（捣碎），白术 15 克，白茯苓 15 克，大白芍 30 克。

三诊：上方连服 5 剂，小便清，白浊止，精神好转，自觉身体康复，宗上方继服 5 剂以资巩固。

按：白浊者，肾虚也，肾虚失其固摄，精关不固；膀胱气化失约，故小便流出白滑之物。张景岳谓："**淫浊出于膀胱，水之浊也。**"《医宗金鉴》云："**若小便如米泔，兼尿窍不利，乃膀胱白浊病也。**"治宜补肾固摄，止浊，佐清热利小便之法，病可速愈。

五、膏淋二号方

组成：生黄芪30克，党参15克，白茯苓15克，白术15克，怀山药30克，车前子15克。

功能：健脾益气，补肾利尿，止浊。

主治：小便混浊，尿如膏脂，纳差，倦怠乏力。

加减：伴腰酸腿软者，加芡实30克，金樱子30克；纳差者，加鸡内金10克（捣碎）。

方解：党参、黄芪、白术、茯苓健脾益气，利湿止浊，山药补肾固摄，车前子利湿化浊。脾健气旺，运化水湿有权；肾固，气化有度。湿浊得化，小便浊垢可除，膏淋可止。

例一：章某，男，50岁，患小便混浊前来我处就诊。患者小便混浊半年余，刻下小便混浊，便时尿道涩痛。乳糜鉴定"阳性"。纳差，面色萎黄，伴神疲乏力，脘腹胀满，舌淡有齿印，苔白，脉缓。予"健脾益气、利尿止浊法"治之。

方药：生黄芪 30 克，党参 10 克，白茯苓 15 克，白术 15 克，怀山药 30 克，车前子 15 克，莲子肉 30 克，鸡内金 15 克（捣碎），萆薢 10 克。

复诊：上方连服 3 剂，精神较前好转。仍小便混浊，倦怠乏力。脉舌同前。宗上方加减再进。

方药：生黄芪 30 克，党参 15 克，白茯苓 30 克，白术 15 克，怀山药 30 克，车前子 15 克，莲子肉 30 克，鸡内金 15 克（捣碎），萆薢 10 克，乌药 10 克。

三诊：上方连服 5 剂，尿浊减轻，纳谷增，面色稍泛红润，舌淡苔白，脉缓。宗上方加减再进，以观动静。

方药：生黄芪 30 克，党参 15 克，炒白术 30 克，白茯苓 30 克，怀山药 30 克，车前子 15 克，萆薢 15 克，鸡内金 15 克（捣碎），乌药 10 克，莲子肉 30 克。

四诊：上方连服 5 剂，小便清长，未见白滑之物，纳增，倦怠乏力均明显好转。乳糜鉴定"阴性"。脉舌同前。宗上方加减再进。

方药：生黄芪 30 克，党参 15 克，炒白术 30 克，白茯苓 15 克，怀山药 30 克，萆薢 15 克，车前子 15 克，鸡内金 15 克（捣碎），莲子肉 30 克，乌药 10 克，大白芍 30 克。

五诊：上方连服 5 剂，小便清长，自觉身体康复，宗上方继服 5 剂以善其后。

例二： 吴某，女，50岁，患小便混浊半年余，前来我处就诊。患者小便混浊，尿如膏脂，医院诊断为"乳糜尿"，反复治疗而罔效。刻下小便混浊，移时如粉块。伴纳差胀满，困倦乏力，面色萎黄，舌淡胖苔白，脉沉弱。

方药： 生黄芪30克，党参15克，白术15克，白茯苓30克，车前子15克，薏苡仁30克，乌药10克，怀山药30克，鸡内金15克（捣碎），莲子肉30克，萆薢15克。

复诊： 上方连服5剂，白浊减，小便较前明显好转，纳谷增，舌淡胖苔白，脉沉弱。宗上方加减再进。

方药： 生黄芪30克，党参15克，炒白术30克，白茯苓30克，萆薢15克，车前子15克，泽泻15克，鸡内金15克（捣碎），莲子肉30克，薏苡仁30克，乌药10克。

三诊： 上方连服5剂，白浊止，小便清长，纳增，倦怠乏力明显好转，脉舌同前。宗上加减再进。

方药： 生黄芪30克，党参10克，炒白术30克，鸡内金15克（捣碎），白茯苓30克，车前子15克，薏苡仁30克，莲子肉30克，乌药10克，泽泻10克，萆薢15克。

四诊： 上方连服5剂，小便清长，未见白滑之物，纳增，面泛红润，诸症大减，脉舌同前。宗上方加减再进。

方药： 生黄芪15克，党参10克，白茯苓10克，炒白术15克，车前子15克，鸡内金15克（捣碎），萆薢10克，莲子肉30克，薏苡仁30克，泽泻10克，乌药10克。

上方连服5剂，小便清长，纳谷正常，乳糜鉴定"阴性"，自觉身体康复，宗上方继服5剂以善其后。

按：白浊，肾虚，气化无权，开合不利，失其固摄，可致小便混浊成浊淋。然脾虚，运化失常，脾失统摄，湿热阻滞膀胱气化之机，亦可成浊淋。凡淋浊见脘腹胀满，面色萎黄者，乃脾虚失其运化，统摄无权，宜益气健脾、利湿化浊治之。然浊淋见腰膝酸软，头晕耳鸣者，应以固肾利尿化浊治之。

故浊淋，肾虚气化失司，失其固摄；脾虚统摄无权，失其运化，治之有别。

六、益精育子汤

组成：覆盆子15克，金樱子15克，淫羊藿12克，枸杞子12克，制何首乌12克，肉苁蓉12克，炒菟丝子30克（捣碎），熟地黄30克，韭菜子10克，炙甘草10克，鹿茸6克（轧细末冲服），紫河车6克（轧细末冲服）。

功能：温煦肾阳，填补精血，益精助育。

主治：男子腰酸腿软，性欲淡漠，死精或精子稀少。

方解：方中熟地黄、鹿茸、紫河车、肉苁蓉填补精血，枸杞子、菟丝子、覆盆子、韭菜子滋补肾阴，补肾生精，淫羊藿、何首乌补肾温煦肾阳，甘草益中调和诸药。诸药合济，共奏温补肾阳、滋补肾阴、填补精血、生精之功。

例一：王某，25岁，婚后一年余，夫妇同居未育，配偶月经调，妇科探查（-）。精液常规探查精子1500万/毫升，活动率差。性欲淡漠，伴腰酸腿软，神疲乏力，舌淡苔白，脉沉弱。予"填精补肾法"治之，取"益精育子汤"加减。

方药：覆盆子15克，炒菟丝子30克（捣碎），枸杞子15克，淫羊藿10克，仙茅10克，金樱子15克，肉苁蓉10克，制何首乌10克，甘草10克，韭菜子15克，鹿茸6克（轧细末冲服）。

复诊：上方连服10剂，腰酸腿软减轻，性欲较前好转。脉舌同前。宗上方加减再进。

方药：炒菟丝子30克（捣碎），覆盆子15克，金樱子15克，淫羊藿10克，枸杞子10克，制何首乌10克，肉苁蓉10克，韭菜子10克，紫河车6克（轧细末冲服），鹿茸6克（轧细末冲服）。

三诊：上方连服10剂，腰酸腿软、性欲均明显好转。精液常规检查"量3毫升，计数3000万/毫升，活动良好"，舌淡红苔白，脉弦。宗上方加减再进。

方药：熟地黄30克，覆盆子30克，炒菟丝子30克，制何首乌30克，枸杞子30克，韭菜子30克，肉苁蓉30克，淫羊藿30克，仙茅30克，金樱子30克，巴戟天30克，炒白术30克，鹿茸10克，紫河车10克。

上药共轧细末,水泛为丸,每服 6 克,一日二次,未尽剂,其妻即受孕了。

例二:刘某,30 岁。5 年前其妻生一女婴,后夫妻同居,其妻未孕,多处求治,其妻终未受孕,前来我处诊治。配偶月经调,患者具有早泄遗精症。精液常规探查"精液量 1 毫升,精子少,活动力差"。伴腰酸腿软,头晕耳鸣,舌淡苔白,脉沉弱,予"补肾固摄、填精"治之。

方药:熟地黄 30 克,覆盆子 15 克,金樱子 30 克,淫羊藿 10 克,枸杞子 15 克,制何首乌 10 克,肉苁蓉 10 克,炒菟丝子 30 克(捣碎),韭菜子 10 克,山萸肉 15 克,炒白术 15 克,紫河车 6 克(轧细末冲服),甘草 10 克。

复诊:上方连服 5 剂,腰酸腿软减轻,倦怠乏力亦减。仍头晕耳鸣,脉舌同前。宗上方加减再进。

方药:熟地黄 30 克,覆盆子 15 克,炒菟丝子 30 克(捣碎),枸杞子 10 克,韭菜子 10 克,淫羊藿 10 克,仙茅 10 克,肉苁蓉 10 克,制何首乌 10 克,炒白术 15 克,鹿茸 6 克(轧细末冲服),紫河车 6 克(轧细末冲服)。

三诊:上方连服 5 剂,后未遗精,精神较前好转,精液常规检查,精液量 2 毫升,精子数增多,仍活动力较差,脉舌同前。宗上方加减再进,以观动静。

方药:熟地黄 30 克,覆盆子 10 克,肉苁蓉 10 克,制何首乌 10 克,枸杞子 10 克,韭菜子 15 克,淫羊藿 10 克,炒菟丝子30克（捣碎），金樱子15克，炒白术15克，鹿茸6克（轧细末冲服），紫河车6克（轧细末冲服）。

四诊：上方连服10剂，遗精早泄均止，性欲正常，自觉精神好转，脉舌同前。宗上方加减配丸徐服。

方药：熟地黄30克，覆盆子30克，枸杞子30克，淫羊藿30克，仙茅30克，制何首乌30克，炒菟丝子30克，韭菜子30克，肉苁蓉30克，金樱子30克，炒白术30克，鹿茸10克，紫河车10克，甘草15克。

上药共轧细末，水泛为丸，每服6克，一日二次，服尽，其妻月经至期未至，尿妊娠试验阳性。

按：《内经》云："**肾者，作强之官，技巧出焉。**"张锡纯谓："**肾脏在男子为作强，在女子为技巧。**"男子肾气盛，阴精充沛，自能作强，不致发生阳痿早泄。肾阴、肾阳盛，生精力强，精子即多而强壮。方中重用诸如覆盆子、枸杞子、鹿茸、淫羊藿、菟丝子等强肾生精填髓之剂，何首乌、紫河车益补精血之品以生精，金樱子、熟地黄等补肾、固敛之味以止遗精早泄。精血生，精子旺盛；肾强，精关闭严，不滑精早泄，精子即强壮。精生，精子强壮，何愁不育乎？

第五节　神经方

一、益脑通络汤

组成： 乌梢蛇 20 克，全蝎 10 克，大蜈蚣 2 条，当归 10 克，地龙 10 克，红花 6 克，桃仁 6 克（捣碎），三七参 10 克（轧细末，分三次冲服），水蛭 6 克，大白芍 30 克，土鳖虫 10 克（捣碎），生黄芪 30 克。

功能： 活血化瘀，益气搜风，通络解痉。

主治： 脑中风后遗症，肢体偏废不用，或口眼歪斜，言语不利，说话口流涎水。

加减： 倦怠乏力者，加人参 15 克；纳差者，加炒白术 30 克，鸡内金 10 克（捣碎）；体丰，血压偏高者，加代赭石 30 克（捣碎），怀牛膝 30 克。

方解： 乌梢蛇、全蝎、蜈蚣、地龙通络解痉，醒脑搜风，水蛭、土鳖虫逐瘀通络，桃仁、红花、三七参活血化瘀通络，黄芪、当归、白芍益气养血。气血旺盛，瘀消脑络通，病即可愈。

例一： 施某，女，60 岁，患偏瘫月余，前来我处就诊。刻下患者左手足痿废不用，言语不利，说话流涎，扶持入室。CT 检查"右侧大脑多处梗死"。测血压 130/

90mmHg，舌黯苔白腻，脉弦。予"益气养血、活血化瘀、解痉搜风法"治之，取"益脑通络汤"加减。

方药：乌梢蛇20克，全蝎10克，大蜈蚣2条，地龙10克，三七参10克（轧细末，分三次冲服），生黄芪50克，当归15克，土鳖虫15克（捣碎），炒白术15克，桃仁10克（捣碎），红花6克。

复诊：上方连服10剂，诸症好转，已能扶杖行走。近纳差胀满，饮食减少，脉舌同前。宗上方加减再进。

方药：乌梢蛇15克，全蝎6克，大蜈蚣2条，生黄芪30克，炒白术30克，白茯苓15克，当归10克，桃仁10克（捣碎），红花6克，土鳖虫10克（捣碎），三七参10克（轧细末，分三次冲服），甘草6克。

三诊：上方连服10剂，症状大减，已能丢杖行走，言语较前清晰，说话不流口水，舌淡苔白，脉弦。宗上方加减再进。

方药：乌梢蛇15克，全蝎6克，大蜈蚣2条，丹参30克，生黄芪30克，当归10克，炒白术30克，白茯苓10克，桃仁10克（捣碎），红花6克，土鳖虫10克（捣碎），三七参10克（轧细末，分三次冲服），甘草10克。

四诊：上方连服10剂，诸症继续好转，唯步态不稳，走路蹒跚。宗上方轧细末，水泛为丸。每服6克，一日二次，徐服三月余，身体基本康复。

例二：张某，男，60岁，三月前患中风入县医院治疗，症状稳定后，返家求治于愚。刻下左手足痿废不用，不能行走，言语不清，说话口流涎水，大便干结，三五日一行。测血压150/100mmHg，舌淡黯苔白，脉弦。予"活血化瘀、益气搜风、通络解痉法"治之，选"益脑通络汤"加减。

方药：乌梢蛇20克，全蝎10克，大蜈蚣2条，生黄芪30克，代赭石30克（捣碎），怀牛膝30克，大白芍30克，夏枯草15克，钩藤15克，土鳖虫15克（捣碎），地龙15克，当归15克。

复诊：上方连服5剂，自觉手足好转，大便变软，日行一次。测血压130/90mmHg，舌淡黯苔薄白，脉弦。宗上方加减再进。

方药：乌梢蛇15克，全蝎10克，大蜈蚣2条，生黄芪30克，代赭石20克（捣碎），怀牛膝30克，土鳖虫15克（捣碎），地龙15克，水蛭6克，三七参10克（轧细末，分三次冲服），桃仁10克（捣碎），大白芍30克，红花6克。

三诊：上方连服10剂，诸症明显好转，已能扶杖行走，言语较前清晰，脉舌同前。宗上方加减再进。

方药：乌梢蛇15克，全蝎10克，大蜈蚣2条，生黄芪30克，土鳖虫15克（捣碎），地龙15克，水蛭6克，三七参10克（轧细末，分三次冲服），大白芍30克，桃仁10克（捣碎），红花10克，焦山楂30克。

四诊：上方连服10剂，已能丢杖行走，言语较前清晰，血压稳定，脉舌同前。宗上方轧细末，水泛为丸，每服6克，一日二次。徐服3月余，血压稳定，生活能自理。

按：益脑通络汤乃治脑中风之方，脑中风现代医学谓之脑血管梗阻或脑血管破裂，即血溢颅内，故非大剂解痉搜刮、血肉有情之品不能疗，非散瘀通络之剂不能为，非大补气血之剂不能扶其正。气血盛，脑络通，脑功能可复！然治之短期不能为，需徐徐久服方建其功。

二、五虫四藤汤

组成：大蜈蚣3条，地龙15克，土鳖虫15克，全蝎10克，乌梢蛇15克，鸡血藤30克，忍冬藤15克，络石藤15克，钩藤15克，生黄芪100克，丹参30克。

功能：益气搜风，舒通经络，散瘀解痉。

主治：脑中风后遗症，偏瘫痿废，手足不用，不能行走，言语不利，说话口流涎水。

加减：头痛，血压偏高者，加代赭石30克（捣碎），怀牛膝30克；纳差者，加炒白术30克，焦山楂30克；健忘者，加石菖蒲10克，远志10克。

方解：《神农本草经》谓："黄芪主大风。"故方中重用黄芪以益气充脑；五虫血肉有情之品，解痉搜风醒脑；四藤破阻通络；丹参活血散瘀。诸药合济，共奏益气通络、解痉醒脑之功。

例一：赵某，女，55岁，患脑中风四月余，前来我处就诊。刻下患者右半身偏废不用，不能行走，伴肢体疼痛，右下肢肿硬疼痛较甚。测血压120/80mmHg，舌淡黯苔薄白，脉沉弦。予"益气通络、逐瘀解痉法"治之，取"五虫四藤汤"加减。

方药：生黄芪100克，土鳖虫15克（捣碎），全蝎10克，大蜈蚣2条，乌梢蛇15克，地龙15克，络石藤15克，忍冬藤15克，钩藤15克，川牛膝15克，丹参30克。

复诊：上方连服10剂，下肢硬痛减轻，已能扶杖行走，言语较前清晰，脉舌同前。宗上方加减再进。

方药：生黄芪100克，丹参30克，土鳖虫10克（捣碎），地龙10克，全蝎10克，乌梢蛇15克，大蜈蚣2条，络石藤15克，忍冬藤15克，鸡血藤15克，钩藤15克，川牛膝15克。

三诊：上方连服10剂，诸症大减，腿痛止，已能扶杖行走，血压稳定，脉舌同前。宗上方加减再进。

方药：生黄芪50克，丹参30克，川牛膝15克，土鳖虫15克（捣碎），地龙10克，全蝎6克，大蜈蚣2条，乌梢蛇15克，络石藤15克，鸡血藤15克，忍冬藤15克，钩藤15克。

四诊：上方连服20剂，腿痛未作，血压稳定，已能丢杖行走。宗上方轧细末，水泛为丸，每服6克，一日二次。徐服3月余，以资巩固。

例二：王某，男，68岁，患脑中风半年余，前来我处诊治。刻下左手足痿废不用，不能行走，左下肢肿胀疼痛，言语不清，说话口流涎水。测血压120/80mmHg，舌淡黯苔薄白，脉弦。此乃气虚血脉运行不畅，脉络阻滞之故，予"益气养血、通络解痉法"治之，取"五虫四藤汤"加减。

方药：生黄芪50克，乌梢蛇15克，全蝎10克，大蜈蚣2条，地龙15克，土鳖虫15克（捣碎），络石藤15克，忍冬藤15克，钩藤15克，丹参30克，炒白术15克，当归10克。

复诊：上方连服10剂，腿痛减轻，言语较前清晰，诸症均减，脉舌同前。宗上方加减再进。

方药：生黄芪50克，当归10克，白茯苓15克，乌梢蛇15克，大蜈蚣2条，地龙15克，土鳖虫10克（捣碎），全蝎10克，丹参30克，络石藤15克，忍冬藤15克，鸡内金15克，钩藤15克，川牛膝15克，甘草10克。

三诊：上方连服10剂，腿痛减轻，已能扶杖行走，诸症均减，脉舌同前。宗上方加减再进，以观动静。

方药：生黄芪50克，当归10克，丹参30克，乌梢蛇15克，全蝎10克，地龙15克，大蜈蚣2条，土鳖虫15克，络石藤15克，忍冬藤15克，鸡血藤15克，钩藤15克，炒白术15克。

四诊：上方连服10剂，诸症大减，有时可丢杖行走，然走路蹒跚不稳，言语较前清晰，测血压120/80mmHg，脉舌同前。宗上方配药丸徐服，以观动静。

方药：生黄芪100克，大蜈蚣10条，全蝎30克，地龙30克，土鳖虫50克，乌梢蛇50克，鸡血藤50克，忍冬藤50克，络石藤50克，钩藤50克，大红参50克，当归30克，炒白术30克。

上药共轧细末，水泛为丸，每服6克，一日二次。如法徐服3月余，症状稳定，已能丢杖行走。

按：五虫乃血肉有情之品，具有解痉醒脑、搜风通络之功。四藤者，舒筋通络、理气止痛。黄芪、当归益气养血充脑，可助解痉通络之功。丹参活血化瘀，助诸药通络止痛。脑中风即现代医学"脑血管梗阻"，或"脑血管破裂"，故治之非一日之功，需久服方可见效。

三、脑中风方

组成：桑枝30克，红花10克，赤芍10克，川芎10克，桃仁10克（捣碎），炮山甲10克（捣碎），地龙15

克，胆南星10克，全瓜蒌15克（捣碎），制半夏10克，鲜竹沥30克（冲服）。

功能：活血化瘀，通络利窍，豁痰醒脑。

主治：脑中风后遗症，手足痿废不用，言语不利，说话口流涎水。

加减：少气乏力者，加生黄芪30克；血压偏高者，加代赭石30克（捣碎），怀牛膝30克，赤芍易白芍；口眼歪斜者，加白附子10克，僵蚕10克，全蝎10克。

方解：桑枝通络；桃仁、红花、赤芍、炮甲、川芎活血散瘀通络；地龙、胆南星、半夏、鲜竹沥豁痰开窍，解痉醒脑。诸药相伍，共奏活血通络、豁痰醒脑之功。

例一：张某，女，70岁，患脑中风症，前来我处诊治。据云：患者平素血压偏高，大便干结，四日未行，三天前突发行走不便，继昏睡，前来我处就诊。刻下左手足不能举动，测血压180/110mmHg，舌淡黯苔薄白，脉弦。予"活血化瘀、通络醒脑法"治之。

方药：嫩桑枝30克，大白芍30克，胆南星10克，制半夏10克，全瓜蒌15克（捣碎），地龙15克，代赭石30克（捣碎），怀牛膝30克，鲜竹沥50克（分三次冲服），夏枯草15克。

复诊：上方连服3剂，大便下，神志稍好转，测血压160/100mmHg。仍嗜睡，脉舌同前，余无大变化。宗上方加减再进。

方药：嫩桑枝30克，赤芍15克，川芎6克，红花6克，桃仁10克（捣碎），胆南星10克，制半夏10克，全瓜蒌15克（捣碎），地龙15克，夏枯草15克，代赭石30克（捣碎），怀牛膝30克，鲜竹沥50克（分三次冲服）。

三诊：上方连服5剂，诸症大减，已不昏睡，手足能举动。测血压140/90mmHg，脉舌同前。宗上方加减再进。

方药：嫩桑枝30克，胆南星10克，鲜竹沥50克（分三次冲服），制半夏10克，赤芍15克，桃仁10克（捣碎），红花10克，全瓜蒌15克（捣碎），地龙15克，炮山甲10克（轧细末，分三次冲服），川芎10克，代赭石20克（捣碎），怀牛膝20克。

四诊：上方连服10剂，诸症大减，言语较前清晰，已能扶杖行走，测血压130/86mmHg，脉舌同前。宗上方加减再进。

方药：嫩桑枝30克，鲜竹沥30克（分三次冲服），胆南星10克，制半夏10克，赤芍10克，红花10克，桃仁10克（捣碎），地龙15克，炮山甲10克（轧细末，分三次冲服），全瓜蒌15克（捣碎），地龙15克，川芎10克，代赭石20克（捣碎）。

五诊：上方连服10剂，言语清晰，血压稳定，诸症好转，已能丢杖行走。宗上方加减，继服数剂以善其后。

例二：牛某，男，45岁，患脑中风半年余，前来我处就诊。患者于半年前突发口眼歪斜，言语不利，继左手足痿废不用，伴下肢疼痛，不能屈伸，刻下诸症悉具。伴纳差，说话口流涎水。测血压130/90mmHg，舌淡黯苔薄白，脉弦。予"活血化瘀，通络解痉法"治之。

方药：嫩桑枝30克，胆南星10克，川芎10克，桃仁10克（捣碎），红花10克，赤芍10克，地龙15克，制半夏10克，全瓜蒌15克（捣碎），川牛膝15克，炮山甲10克（轧细末，分三次冲服），鲜竹沥50克（分三次冲服），全蝎6克。

复诊：上方连服5剂，下肢肿痛减轻，手足较前灵活。仍纳谷不香，脉舌同前。宗上方加减再进。

方药：嫩桑枝30克，胆南星10克，生黄芪30克，桃仁10克（捣碎），红花10克，赤芍15克，川芎10克，地龙15克，炮山甲10克（轧细末，分三次冲服），全瓜蒌15克（捣碎），鲜竹沥50克（分三次冲服），炒白术30克，全蝎6克。

三诊：上方连服5剂，诸症有减，纳增，手足能抬动，下肢胀痛亦减轻。仍言语不清，说话口流涎水，脉舌同前。宗上方加减再进，以观动静。

方药：生黄芪50克，嫩桑枝30克，胆南星10克，制半夏15克，地龙15克，炮山甲10克（轧细末，分三次冲服），全瓜蒌15克（捣碎），川牛膝15克，桃仁10克（捣碎），红花10克，鲜竹沥50克（分三次冲服）。

四诊：上方连服10剂，诸症大减，人搀扶已能行走。仍口眼歪斜，言语不清，说话口流涎水，测血压120/80mmHg，脉舌同前。宗上方加减再进。

方药：生黄芪100克，地龙15克，炮山甲10克（轧细末，分三次冲服），桃仁10克（捣碎），红花10克，胆南星10克，制半夏10克，全蝎10克，僵蚕10克，白附子10克，鲜竹沥50克（分三次冲服）。

五诊：上方连服10剂，腿痛止，已能扶杖行走，口眼歪斜明显好转，言语较前清晰。宗上方轧细末，水泛为丸，每服6克，一日二次。连服3月余，口眼歪斜除，已能丢杖行走，仍行走蹒跚，遂停药。

四、大风汤

组成：生黄芪100克，全蝎10克，僵蚕10克，大蜈蚣2条，地龙10克，麻黄10克，白附子12克，钩藤15克，甘草10克。

水煎服。

功能：益气搜风，活络解痉。

主治：风中经络，口眼歪斜，言语不利，说话口流涎水。

方解：《神农本草经》谓"**黄芪主大风**"，故重用黄芪益气扶正固本，麻黄解肌透络，全蝎、僵蚕、蜈蚣解痉搜风牵正，白附子搜风专疗面部风邪，钩藤搜风解痉，甘草和中调和诸药。诸药合济，共奏益气搜风解痉之功。

例一：王某，男，45岁，患口眼歪斜，前来我处就诊。据云：口眼歪斜，西医予输液并针灸治疗一周，症状未见好转。刻下口眼歪斜，言语不利，左眼不能闭合，说话口流涎水，舌淡脉弦。予"益气搜风、活络解痉法"治之。

方药：生黄芪100克，麻黄10克，白附子10克，僵蚕10克，全蝎10克，大蜈蚣2条，地龙15克，钩藤15克，甘草10克。

复诊：上方连服两剂，口眼歪斜除，眼已能闭合，言语清晰。宗上方继服两剂，以善其后。

例二：李某，男，30岁，患者患颜面神经麻痹半月余。刻下口眼歪斜，言语不清，说话口流涎水，左眼不能闭合。曾输液并针灸治疗，效果不显，求治于愚。

方药：生黄芪100克，麻黄12克，白附子15克，全蝎10克，僵蚕10克，地龙15克，大蜈蚣2条，钩藤15克，甘草10克。

复诊：上方连服3剂，口眼歪斜明显好转，说话较前清晰，眼已能闭合。宗上方加减再进。

方药：生黄芪 100 克，麻黄 10 克，全蝎 10 克，大蜈蚣 2 条，僵蚕 15 克，地龙 15 克，白附子 15 克，钩藤 15 克，甘草 10 克。

三诊：上方连服 3 剂，口眼歪斜除，言语清晰，宗上方继服两剂以善其后。

例三：秦某，女，21 岁，患颜面神经麻痹一月余。曾输液并针灸治疗，效果不显，前来我处诊治。刻下口眼歪斜，右眼不能闭合，言语不清，说话口流涎水。

方药：生黄芪 200 克，麻黄 10 克，僵蚕 15 克，地龙 15 克，全蝎 10 克，大蜈蚣 2 条，白附子 10 克，钩藤 15 克，当归 10 克，赤芍 10 克，甘草 10 克。

复诊：上方连服 3 剂，口眼歪斜好转，仍眼不能闭合，言语不清，说话口流涎水。宗上方加减再进。

方药：生黄芪 100 克，麻黄 10 克，全蝎 10 克，僵蚕 15 克，地龙 15 克，大蜈蚣 2 条，白附子 15 克，钩藤 15 克，甘草 10 克。

三诊：上方连服 5 剂，诸症明显好转，眼睛已能闭合，然口眼歪斜未复常，仍言语不清，说话口流涎水。宗上方加减再进。

方药：生黄芪 250 克，麻黄 12 克，白附子 15 克，全蝎 10 克，大蜈蚣 2 条，僵蚕 15 克，地龙 15 克，钩藤 15 克，甘草 10 克。

四诊：上方连服3剂，诸症好转，言语较前清晰。宗上方加减再进。

方药：生黄芪100克，麻黄10克，白附子15克，全蝎10克，大蜈蚣2条，僵蚕10克，地龙10克，钩藤15克，甘草10克。

上方连服3剂，言语清晰，诸症悉愈。

按：口眼歪斜，西医谓之颜面神经麻痹，中医谓之"中风"，即"风中经络"，故非除风不能为。《神农本草经》谓"**黄芪主大风**"，故重用黄芪益气扶正为君，佐诸血肉有情之品，搜风解痉亦为佐。大剂投之，可见效捷。既为"神经麻痹"，病之初发治之，收效甚速，病延日久，则收效甚微。故遇此疾，宜速治之。若病延日久，治愈则难。

五、益气补血养脑汤

组成：大红参15克，当归10克，大黄芪30克，山萸肉30克，炒柏子仁10克（捣碎），益智仁10克（捣碎），炒枣仁15克（捣碎），甘草10克。

功能：益气补血，充脑益智。

主治：心慌气急，头晕目眩，失眠健忘，头昏头痛，大脑供血不足。

方解：人参、当归、黄芪益气补血充脑；山萸肉滋肝补肾荣脑,专治头晕目眩;柏子仁、枣仁、益智仁宁志安神补脑;川芎补血升清,引诸药入脑;甘草和中,调和诸药。诸药合济,共奏益气补血、宁志安神、荣脑之功。

例一:相某,女,60岁,患头晕头痛一年余。CT检查"大脑供血不足",多处治疗,其效不显,前来我处诊治。刻下头晕头痛,失眠健忘,伴心烦易怒,舌淡苔白,脉沉弱。予"益气荣脑,宁志安神补脑"治之。

方药:大红参15克,当归10克,生黄芪30克,山萸肉30克,益智仁10克,川芎10克,炒枣仁20克(捣碎),炒柏子仁10克(捣碎),茯神10克,甘草10克。

复诊:上方连服5剂,头晕头痛明显减轻,失眠亦好转。仍心烦易怒,脉舌同前。宗上方加减再进。

方药:大红参15克,当归20克,生黄芪30克,山萸肉30克,川芎10克,大白芍30克,炒枣仁15克(捣碎),炒柏子仁10克(捣碎),茯神10克,甘草10克。

三诊:上方连服5剂,头晕头痛除,诸症均减轻,脉舌同前。宗上方加减再进。

方药:大红参15克,当归10克,生黄芪30克,炒枣仁15克(捣碎),炒柏子仁10克(捣碎),山萸肉15克,大白芍30克,益智仁10克(捣碎),焦山楂30克,甘草10克。

上方连服10剂,诸症均除。

例二：李某，女，70岁，患头晕头痛多年。脑 CT 示"大脑供血不足"，前来我处诊治。刻下头晕头痛，伴失眠健忘，记忆力减退，测血压 150/90mmHg，舌淡苔白，脉沉弦。予"益气荣脑，镇肝潜阳"治之。

方药：大红参 15 克，当归 10 克，生黄芪 30 克，大白芍 30 克，山萸肉 30 克，炒枣仁 15 克（捣碎），炒柏子仁 10 克（捣碎），益智仁 10 克（捣碎），怀牛膝 15 克，甘草 10 克。

复诊：上方连服 3 剂，头晕头痛减轻，测血压 130/90mmHg，脉舌同前。宗上方加减再进。

方药：大红参 15 克，当归 10 克，生黄芪 30 克，大白芍 30 克，山萸肉 20 克，炒枣仁 20 克（捣碎），炒柏子仁 10 克（捣碎），益智仁 10 克（捣碎），茯神 10 克，川芎 10 克，甘草 10 克。

三诊：上方连服 3 剂，头晕头痛除，失眠亦解，自觉大脑较前清晰，脉舌同前。宗上方加减再进。

方药：大红参 10 克，生黄芪 30 克，当归 10 克，茯神 10 克，山萸肉 20 克，炒枣仁 20 克（捣碎），炒柏子仁 10 克（捣碎），川芎 10 克，益智仁 10 克（捣碎），甘草 10 克。

四诊：上方连服 5 剂，头晕头痛未作，自觉头脑清醒，测血压 130/80mmHg，脉舌同前。宗上方加减再进。

方药： 大红参10克，当归10克，生黄芪20克，山萸肉20克，茯神10克，炒枣仁10克（捣碎），炒柏子仁10克（捣碎），益智仁10克（捣碎），川芎10克，甘草10克。

上方连服10剂，头晕头痛未作，大脑清醒，自觉身体康复，遂停药。

按： 大脑供血不足，亦心脏供血不足。心血不足，心失荣养，故心悸心跳心慌气急。大脑供血不足，即气血虚不能荣脑。补血益气，充实心脏之气血，亦充实大脑之气血，宁志安神以宁大脑之神志。气血盛，大脑得其荣养，神宁，思虑敏捷，自无头昏健忘、失眠多梦之弊。气血旺盛，心血充盈，心神得养，亦无心慌气急之患。

六、健脑丸

组成： 人参50克，核桃肉200克，当归30克，生黄芪50克，熟地黄50克，鹿角胶30克，白术30克，大蜈蚣5条，炒柏子仁30克，制何首乌50克。

上药共轧细末，水泛为丸，每服6克，一日二次。

功能： 填精补髓，健脑益智。

主治： 大脑昏愦，失眠健忘，记忆力减退。

方解： 人参、白术、当归、黄芪健脾，补血益气；核桃肉、熟地黄、鹿角胶填精补肾，益髓健脑；何首乌补益肝肾，延年益寿；蜈蚣节节有脑，故最善补脑；柏子仁秉西北金水之气（柏树稍向西北），补肾益智。同时核桃肉为果实最大之核，类似人脑，为补脑健脑最佳之物。诸药相济，具有填精益髓、补脑健脑之功。

例一：马某，男，60岁，患健忘症前来我处就诊。刻下患者外观无大恙，表情稍痴呆，健忘，记忆力减退。脑CT示"小脑萎缩"。予"健脑丸"徐服三月余，健忘明显好转。继服三月，复脑CT检查"小脑萎缩明显好转"。

例二：王某，女，60岁，患失眠健忘症，前来我处就诊。据云：患失眠健忘，大脑昏愦，记忆力减退一年余，最近日渐加重。予"健脑丸"徐服三月余，诸症明显好转。继服三月，自觉大脑清醒，失眠健忘，记忆力均较前明显好转。

按："健脑丸"具有益髓补脑之功，对老年人脑髓空虚、小脑萎缩效果明显，对小儿大脑发育不良者亦有益。

例三：张娃头，男，13岁，患痴呆症，表情痴呆，说话时口流涎水，智商明显低于同龄儿童。服健脑丸三月余，父母来讲，娃头脑子明显好转，继服三月，已入学读书。

按："健脑丸"益气养血，滋补肝肾，益髓补脑，老年人脑髓渐虚可滋补之，幼儿脑髓未满者，亦可充养之。平素之人，服之可益气养血、补肾健脑，延年益寿。

七、补髓汤

组成：熟地黄 30 克，怀山药 30 克，淫羊藿 10 克，山萸肉 15 克，制附子 6 克，肉桂 6 克，巴戟天 10 克，肉苁蓉 10 克，怀牛膝 15 克，川续断 15 克，炒杜仲 30 克，甘草 10 克。

功能：温阳补肾，益精补髓。

主治：下肢痿废，甚者下肢截瘫不用。

方解：熟地黄、山萸肉、巴戟天、怀山药、肉苁蓉益肾，补骨生髓；杜仲、怀牛膝、川续断补肾，壮腰强筋；淫羊藿、肉桂、附子温煦肾阳，温补奇经，以助诸药补肾生髓，具强筋之功；茯苓、甘草渗淡健脾和中，调和诸药。诸药共济，以奏补骨生髓、强筋之功。

例一：李某，男，50 岁，下肢痿废不能行走，求愚诊治。据云：半年前患腰痛，求治于某医院推拿科，治疗半月余，自觉症状未减，后进行性加重。刻下不能行走，下肢痿废不用，双下肢凉甚，予"补髓汤"加减治之。

方药：熟地黄 30 克，淫羊藿 10 克，怀山药 30 克，山萸肉 15 克，巴戟天 10 克，肉苁蓉 10 克，怀牛膝 30 克，炒杜仲 30 克，川续断 15 克，骨碎补 15 克，白茯苓 15 克，肉桂 6 克，制附子 6 克。

复诊：上方连服 10 剂，自觉下肢较前温暖，扶杖已能

第一章 内 科

移动。宗上方加减再进。

方药：熟地黄30克，怀牛膝30克，怀山药30克，淫羊藿10克，炒杜仲30克，山萸肉15克，巴戟天15克，肉苁蓉10克，川续断15克，骨碎补15克，鹿角胶15克，炒白术15克，肉桂6克，制附子6克。

三诊：上方连服10剂，诸症大减，已能扶杖行走百余米，自觉下肢较前有力。宗上方加减再进，以观动静。

方药：熟地黄30克，怀山药30克，怀牛膝30克，鹿角胶15克，淫羊藿10克，山萸肉15克，巴戟天15克，炒杜仲30克，川续断15克，骨碎补10克，炒白术15克，肉桂6克，制附子3克。

四诊：上方连服10剂，诸症明显好转，已能丢杖行走。宗上方继服10剂，以善其后。

例二：李某，男，40岁，患下肢痿废症，求治于愚。患者三月前不慎闪跌，致腰损伤，不能行走，卧床三月余，求治于愚。刻下双下肢不能抬动，凉甚，大小便不能自理。予"补髓汤"加减治之。

方药：熟地黄30克，怀牛膝30克，川续断15克，鹿角胶15克，怀山药30克，淫羊藿10克，炒杜仲30克，肉苁蓉10克，巴戟天15克，骨碎补15克，白茯苓15克，肉桂6克，制附子3克。

复诊：上方连服10剂，双下肢已温暖，右腿已能抬动。药已见效，宗上方加减再进。

方药：大熟地 30 克，炒杜仲 30 克，山萸肉 15 克，川续断 15 克，淫羊藿 10 克，怀山药 30 克，巴戟天 15 克，鹿角胶 15 克（烊化兑服），骨碎补 10 克，肉苁蓉 10 克，白茯苓 15 克，肉桂 6 克，制附子 3 克，甘草 10 克。

三诊：上方连服 10 剂，双下肢已能抬动，自觉下肢较前有力。宗上方加减再进。

方药：熟地黄 30 克，炒杜仲 30 克，鹿角胶 15 克（烊化兑服），山萸肉 15 克，川续断 15 克，怀牛膝 20 克，淫羊藿 10 克，巴戟天 15 克，生黄芪 30 克，当归 10 克，肉苁蓉 15 克，骨碎补 15 克，白茯苓 15 克。

四诊：上方连服 10 剂，诸症大减，搀扶已能行走。宗上方加减再进。

方药：熟地黄 30 克，生黄芪 30 克，当归 10 克，巴戟天 15 克，炒杜仲 30 克，川续断 15 克，鹿角胶 15 克（烊化兑服），怀山药 30 克，淫羊藿 10 克，怀牛膝 20 克，骨碎补 10 克，炒白术 15 克。

上方连服 10 剂，已能扶杖行走，宗上方加减，轧细末，水泛为丸，每服 6 克，一日二次。徐服三月余，能丢杖行走，遂停药。

按：肾主骨生髓，下肢痿废乃骨髓有损，非填精补肾、生髓不能为。肾强骨自壮。肾强骨壮，髓可生；骨壮髓生，病自愈。

八、眶上神经痛方

组成： 白芷10克，羌活10克，枳壳15克，防风10克，黄芩10克，生地黄15克，木通6克，竹茹6克，蔓荆子15克（捣碎），细辛3克，甘草6克。

功能： 除风止痛。

主治： 头痛，眼眶痛。

加减： 痛甚加僵蚕10克，地龙10克，全蝎6克，大蜈蚣2条；刺痛加桃仁10克（捣碎），红花10克，当归10克。

例一： 余某，女，30岁，患头痛多年，反复多处求治，头痛终未解除，前来我处就诊。刻下患者头痛，左眉棱骨痛甚，舌红苔白，脉弦。

方药： 白芷10克，羌活10克，枳壳15克，防风10克，黄芩10克，蔓荆子15克（捣碎），细辛3克，生地黄15克，竹茹10克，川芎10克，木通6克，甘草10克。

复诊： 上方连服3剂，头痛、眼眶痛均明显缓解，脉舌同前。宗上方加减再进。

方药： 白芷10克，蔓荆子15克（捣碎），防风10克，枳壳15克，黄芩10克，生地黄15克，细辛3克，竹茹10克，大白芍15克，川芎10克，木通6克，甘草10克。

三诊： 上方连服 3 剂，头痛止，眶上疼痛亦明显缓解。脉舌同前。宗上方加减再进。

方药： 白芷 10 克，枳壳 15 克，防风 10 克，蔓荆子 10 克（捣碎），川芎 10 克，竹茹 10 克，木通 6 克，细辛 3 克，大白芍 15 克，黄芩 10 克，甘草 10 克。

上方连服 3 剂，头痛未作，诸症均解。宗上方继服 3 剂，以善其后。

例二： 王某，女，30 岁，患头痛一年余，多处求治，效果不佳，前来我处就诊。刻下头痛，双眉棱骨痛甚，时剧痛难忍，舌红苔白，脉弦。

方药： 白芷 10 克，枳壳 20 克，蔓荆子 10 克（捣碎），防风 10 克，川芎 10 克，竹茹 10 克，生地黄 20 克，僵蚕 10 克，地龙 10 克，全蝎 6 克，大蜈蚣 2 条，细辛 3 克，甘草 10 克。

复诊： 上方连服两剂，头痛明显减轻。脉舌同前。宗上方加减再进。

方药： 白芷 10 克，枳壳 15 克，防风 10 克，细辛 3 克，蔓荆子 10 克（捣碎），川芎 10 克，僵蚕 10 克，地龙 10 克，全蝎 6 克，大蜈蚣 2 条，甘草 10 克。

三诊： 上方连服两剂，头痛、眉棱骨痛均止。宗上方继服两剂，以善其后。

九、三叉神经痛方

组成：全蝎10克，僵蚕10克，当归10克，赤芍10克，白芷10克，羌活10克，川芎10克，蝉蜕6克，蔓荆子10克（捣碎），白附子10克，红花6克，细辛3克。

功能：活血散瘀，除风搜风，解痉止痛。

主治：头痛，三叉神经痛，口眼歪斜。

加减：痛甚，加大蜈蚣2条，地龙10克；口眼歪斜者，加生黄芪50克。

方解：全蝎、僵蚕解痉搜风止痛；羌活、白芷、川芎、细辛、蔓荆子除风止痛，主治头痛诸疾；当归、赤芍、红花活血散瘀止痛；蝉蜕、白附子除风搜风，治头面诸疾。诸药共济，共奏活血散瘀、除风搜风、解痉止痛之功。

例一：王某，男，60岁，患三叉神经痛症，前来我处就诊。据云：患三叉神经痛半年余，多处求治，服药兼针灸治疗，效果不显。刻下右侧头面额部疼痛，时痛难忍，舌淡黯苔薄白，脉沉弦。

方药：全蝎10克，僵蚕10克，地龙10克，大蜈蚣2条，当归10克，赤芍10克，红花6克，白芷10克，羌活10克，川芎10克，蝉蜕6克，蔓荆子10克（捣碎），细辛3克。

复诊：上方连服3剂，疼痛大减，时感面颊震颤，脉舌同前。宗上方加减再进。

方药：全蝎10克，僵蚕10克，地龙10克，大蜈蚣2条，当归10克，赤芍10克，白芷10克，川芎10克，白附子10克，蔓荆子10克（捣碎），细辛3克，甘草10克。

三诊：上方连服5剂，头痛、面颊痛均止。宗上方继服5剂，以资巩固。

例二：蔡某，男，55岁，患三叉神经痛半年余，右侧面颊部痛甚，伴眼流泪。多处求中西医诊治及针灸治疗，效果不显，近疼痛加重，前来我处诊治。刻下诸症悉具，舌红黯苔白，脉弦。

方药：全蝎10克，僵蚕10克，大蜈蚣2条，白芷10克，赤芍15克，防风10克，川芎10克，羌活10克，当归10克，蔓荆子10克（捣碎），蝉蜕6克，白附子10克，细辛3克，甘草10克。

复诊：上方连服3剂，疼痛减轻，仍眼流泪，有时前额痛，脉舌同前。宗上方加减再进，以观动静。

方药：全蝎10克，僵蚕10克，地龙10克，大蜈蚣2条，白芷10克，蔓荆子10克（捣碎），葛根30克，川芎10克，白附子10克，细辛3克，当归10克，赤芍10克。

三诊：上方连服3剂，头痛止，面颊部疼痛大减，脉舌同前。宗上方加减再进。

方药：全蝎10克，僵蚕10克，地龙10克，大蜈蚣2

条，白芷10克，川芎10克，蝉蜕6克，细辛3克，当归10克，葛根30克，白附子10克，蔓荆子10克（捣碎），甘草10克。

四诊：上方连服3剂，头痛未作，眼已不流泪，面颊部时有疼痛，脉舌同前。宗上方加减再进。

方药：全蝎6克，僵蚕10克，地龙10克，大蜈蚣2条，白芷10克，当归10克，蝉蜕3克，细辛3克，白附子10克，川芎10克，蔓荆子10克（捣碎），甘草10克。

上方连服5剂，头痛未作，面颊疼痛止。宗上方继服3剂以善其后。

按：三叉神经痛，属中医头痛，风中经络（颜面神经麻痹）之范畴，非重用血肉有情之品不能疗。故方中重用全蝎、蜈蚣、僵蚕、地龙等解痉搜刮之剂以解痉止痛，佐当归、赤芍、川芎等活血散瘀止痛以疏通经络，羌活、蝉蜕、蔓荆子、细辛、白附子等，以除头面之风邪。诸药相伍，药击病所，故收效明显。

第六节 身痛方

一、颈椎增生方

组成：当归10克，川芎10克，葛根30克，羌活10

克，独活10克，蔓荆子10克（捣碎），白芷10克，秦艽10克，红花6克，姜黄10克。

功能：活血散瘀，舒筋通络，止痛。

主治：颈椎增生，头晕目眩，上肢酸麻沉痛。

加减：头晕甚，加泽泻15克，白术10克，山萸肉15克；痛甚，加威灵仙30克。

方解：当归、川芎、红花、姜黄散瘀活血止痛，独活、秦艽舒筋通络止痛，白芷、蔓荆子、葛根、羌活除风止痛，并上行治头颈诸疾。诸药相济，共奏活血散瘀、通络止痛之功。

例一：王某，男，60岁，患颈椎增生症，前来我处就诊。患者头晕头痛，伴上肢麻木半年余，X片显示"颈椎增生症"。曾予牵引及西药治疗，其效不佳，前来服中药治疗。刻下诸症悉具，予"颈椎增生方"加减治之。

方药：当归10克，川芎10克，羌活10克，独活10克，红花6克，白芷10克，秦艽15克，姜黄10克，蔓荆子10克（捣碎），葛根30克。

复诊：上方连服5剂，上肢麻木减轻，仍头晕头痛。宗上方加减再进。

方药：当归10克，川芎10克，羌活10克，独活10克，红花6克，白芷10克，秦艽10克，姜黄10克，蔓荆子10克（捣碎），葛根30克，山萸肉15克，泽泻10克，白术10克。

三诊：上方连服5剂，头晕头痛除，上肢酸麻沉痛明显减轻。宗上方加减再进。

方药：当归10克，川芎10克，羌活10克，白芷10克，姜黄10克，蔓荆子10克（捣碎），红花6克，威灵仙15克，山萸肉15克，泽泻10克，白术10克。

四诊：上方连服5剂，头晕头痛未作，上肢麻木疼痛亦止。宗上方继服5剂以善其后。

例二：刘某，女，50岁，患头晕头痛病，前来我处就诊。患者头晕头痛，伴上肢酸麻疼痛半年余，X片示"颈椎增生症"，服西药及牵引治疗罔效，前来我处就诊，予"颈椎增生方"加减治之。

方药：当归10克，川芎10克，羌活10克，蔓荆子10克（捣碎），白芷10克，山萸肉15克，红花10克，秦艽10克，姜黄10克，葛根30克，威灵仙30克。

复诊：上方连服5剂，头晕头痛减轻，上肢酸麻沉痛亦减。宗上方加减再进。

方药：当归10克，山萸肉15克，羌活10克，蔓荆子10克（捣碎），白芷10克，姜黄10克，川芎10克，泽泻10克，白术10克，葛根30克，红花10克，威灵仙30克，秦艽10克。

三诊：上方连服5剂，诸症大减，头晕头痛时有发作。

宗上方加减再进。

方药：当归10克，川芎10克，白芷10克，羌活10克，葛根30克，红花6克，桃仁10克（捣碎），秦艽10克，姜黄10克，山萸肉15克，泽泻10克，白术10克。

四诊：上方连服5剂，头晕头痛除，上肢酸麻亦止。近耳鸣加重，宗上方酌加重坠安神之剂，再进，以观动静。

方药：当归10克，葛根30克，白芷10克，山萸肉20克，红花6克，泽泻30克，白术15克，姜黄10克，石菖蒲10克，珍珠母30克（捣碎）。

上方连服5剂，头晕耳鸣止，诸症均解。

按：头晕头痛，上肢酸麻沉痛者，现代医学认为是"颈椎增生"，压迫神经所为，予舒筋活络、活血散瘀，佐升清荣脑之法治之，收效亦显。《中药学》谓：姜黄善破恶血，故取姜黄、当归、红花等诸药活血破瘀，以软化增生之骨，取羌活、秦艽等舒筋通络之品以通络止痛，取川芎、葛根等诸升清之品以荣脑。故诸药共济，其效著显。

二、关节疼痛方

组成：羌活10克，独活10克，秦艽10克，威灵仙30克，防风10克，姜黄10克，桂枝10克，红花6克，炮山甲6克（轧细末，分三次冲服）。

功能：舒筋活络，散寒止痛。

主治：关节肿胀疼痛，遇寒加重；或下肢疼痛，不能行走。

方解：羌活、独活、秦艽、威灵仙宣通活络，舒筋止痛；防风除风；姜黄、红花逐恶血，散瘀止痛；桂枝散寒通阳止痛；炮山甲活血疏通关节。诸药合济，共奏散寒通络、止痛之功。

例一：王某，女，50岁，患身痛一年余，前来我处就诊。据云：患者身痛，四肢关节痛甚，双膝关节肿硬胀痛，前医均按风湿性关节炎治之，其效不显。刻下关节痛甚，不能行走，扶杖入室，舌淡黯苔白腻，脉沉弦。

方药：羌活10克，独活10克，威灵仙30克，秦艽10克，防风10克，姜黄10克，桂枝10克，红花10克，当归10克，炮山甲10克（轧细末，分三次冲服）。

复诊：上方连服5剂，自觉疼痛减轻，脉舌同前。宗上方加减再进。

方药：羌活10克，独活10克，威灵仙30克，秦艽10克，防风10克，姜黄10克，桂枝10克，红花10克，当归10克，炮山甲6克（轧细末，分三次冲服），甘草10克。

三诊：上方连服5剂，双膝关节肿消，疼痛大减，已能丢杖行走，脉舌同前。宗上方加减再进。

方药：羌活10克，独活10克，威灵仙30克，秦艽10

克,防风10克,姜黄10克,桂枝10克,红花10克,当归10克,甘草10克,石楠藤15克,炮山甲6克(轧细末,分三次冲服)。

四诊:上方连服5剂,肢体肿痛基本消失,脉舌同前。宗上方加减再进。

方药:羌活10克,独活10克,威灵仙30克,秦艽10克,防风10克,姜黄10克,桂枝10克,当归10克,红花6克,石楠藤15克,甘草10克,炮山甲6克(轧细末,分三次冲服)。

五诊:上方连服10剂,诸症均解,已能行走。宗上方轧细末,水泛为丸,每服6克,一日二次,徐服两月余,以善其后。

例二:李某,男,50岁,患下肢疼痛一年余,前来我处就诊。刻下患者双下肢疼痛,遇寒加重,行走艰难,扶杖入室,舌淡黯,苔薄白,脉沉弦。

方药:羌活10克,独活10克,秦艽10克,防风10克,威灵仙30克,姜黄10克,桂枝10克,红花10克,当归10克,炮山甲10克(轧细末,分三次冲服)。

复诊:上方连服5剂,下肢疼痛减轻,自觉下肢较前有力,已能丢杖行走,脉舌同前。宗上方加减再进。

方药:羌活10克,独活10克,秦艽10克,防风10克,威灵仙30克,桂枝10克,姜黄10克,红花6克,炮山甲6克（轧细末，分三次冲服），当归10克，甘草10克。

三诊：上方连服10剂，下肢疼痛大减，自觉下肢发凉，脉舌同前。宗上方加减再进。

方药：羌活10克，独活10克，秦艽10克，防风10克，威灵仙30克，姜黄10克，桂枝10克，当归10克，红花6克，制川乌10克，大白芍30克，甘草10克。

四诊：上方连服10剂，腿已不凉，下肢疼痛解除，自觉身体康复。宗上方继服5剂，以资巩固。

按：关节疼痛，乃属中医风、寒、湿痹证，非逐寒舒筋活络、活血散瘀不能为。故取羌活、独活、秦艽、威灵仙、桂枝、防风诸舒筋除风、逐寒通络以利关节，姜黄、当归、红花、炮山甲活血散瘀以疏通血脉。瘀散血通，关节舒展，病自除。

三、闪腰岔气方

组成：土鳖虫10克，怀牛膝15克，泽兰10克，川续断15克，狗脊10克，桃仁10克（捣碎）。

功能：壮腰强筋，散瘀止痛。

主治：腰扭伤疼痛，腰痛不能转侧。

方解：怀牛膝、川续断、狗脊补肾强筋止痛；土鳖虫、泽兰、桃仁散瘀活血，活络止痛。瘀散络通，筋健有力，痛自除。

例一：方某，男，30岁，不慎腰扭伤，前来我处就诊。患者因举重，不慎腰扭伤半月余，多次推拿按摩治疗，仍未得愈。刻下不能站立转侧，扶杖行走，予"闪腰岔气方"治之。

方药：土鳖虫15克，怀牛膝15克，泽兰10克，川续断15克，狗脊15克，桃仁10克（捣碎），红花6克。

上方服一剂，腰痛减轻；连服两剂，腰痛止。

例二：王某，男，25岁，患腰扭伤半月余，前来我处就诊。刻下腰痛甚，不能转侧，扶杖入室。予"闪腰岔气方"加减治之。

方药：土鳖虫15克，红花10克，桃仁10克（捣碎），川续断15克，怀牛膝15克，狗脊15克，怀山药30克，泽兰10克。

上方连服两剂，腰痛止，活动自如。

第二章 外科方

一、清热凉血饮

组成：丹皮10克，生地黄15克，金银花15克，栀子10克（捣碎），赤芍15克，黄柏10克，苦参10克，刺蒺藜10克，地肤子10克，蛇床子10克，甘草10克。

功能：凉血散血，清热解毒。

主治：皮肤结疖，面部痤疮，毛囊炎，面部蝴蝶斑。

方解：丹皮、栀子、生地黄清热凉血，金银花、黄柏、苦参清热解毒，赤芍凉血散血，地肤子、蛇床子、蒺藜凉血去皮肤之疾。诸药合济，共奏清热解毒、凉血散血之功。

例一：韦某，男，29岁，颈项部多枚小结疖，红肿疼痛，前来我处就诊。刻下患者后颈部多枚小结疖，红肿疼痛，服西药并输液治疗罔效。予"清热凉血饮"治之。

方药：生地黄30克，金银花30克，黄柏10克，丹皮10克，栀子10克（捣碎），赤芍15克，苦参10克，刺蒺藜15克，蒲公英30克，甘草10克。

复诊：上方连服3剂，肿痛止，结疖基本消失。宗上方加减再进。

方药：生地黄 30 克，金银花 30 克，黄柏 10 克，栀子 10 克（捣碎），赤芍 15 克，蒲公英 30 克，苦参 10 克，炒牛蒡子 10 克（捣碎），丹皮 10 克，刺蒺藜 10 克，甘草 10 克。

三诊：上方连服 3 剂，肿疖消失。宗上方继服 3 剂，以资巩固。

例三：韦某，女，28 岁，面部多处小结疖，前额部三处蝴蝶斑，多处治疗，效果不显，前来我处求治。予"清热凉血饮"治之。

方药：生地黄 15 克，黄柏 10 克，丹皮 10 克，赤芍 10 克，栀子 10 克（捣碎），苦参 10 克，金银花 15 克，地肤子 10 克，蛇床子 10 克，刺蒺藜 10 克，甘草 10 克。

复诊：上方连服 5 剂，面部结疖消失，自觉面部蝴蝶斑颜色变淡。宗上方加减再进。

方药：生地黄 15 克，金银花 15 克，黄柏 10 克，赤芍 10 克，丹皮 10 克，刺蒺藜 10 克，地肤子 10 克，蛇床子 10 克，白附子 10 克，甘草 10 克。

三诊：上方连服 5 剂，面部结疖消除，额部蝴蝶斑明显好转。宗上方加减再进。

方药：生地黄 15 克，苦参 10 克，丹皮 10 克，赤芍 10 克，刺蒺藜 10 克，苦参 10 克，地肤子 10 克，蛇床子 10

克，白附子10克，甘草10克。

上方连服5剂，面部蝴蝶斑消失。宗上方继进3剂，以资巩固。

二、利湿解毒汤

组成：龙胆草10克，生地黄15克，白鲜皮10克，土茯苓15克，野菊花15克，黄芩10克，车前子10克，木通6克，泽泻10克。

功能：清热解毒，利湿止痒。

主治：身体瘙痒，下肢湿疹（阴囊湿疹）。

方解：野菊花、黄芩、生地黄清热凉血解毒，龙胆草、苦参苦寒泄热利湿，车前子、泽泻、木通清利湿热，白鲜皮、土茯苓利湿解毒止痒。诸药相济，共奏清热解毒、利湿止痒之功。

例一：秦某，男，50岁，患阴囊湿疹，求治于愚。刻下患者阴囊湿疹，破损流水，痒痛甚剧。予"利湿解毒汤"加减治之。

方药：龙胆草10克，苦参10克，野菊花15克，生地黄15克，白鲜皮10克，黄芩10克，黄柏10克，泽泻10克，土茯苓30克，甘草10克。

复诊：上方连服两剂，肿消，痛痒减半，流水明显减少，破损基本愈合。宗上方加减再进，以观动静。

方药：龙胆草10克，苦参10克，黄柏10克，黄芩10克，土茯苓30克，野菊花15克，白鲜皮10克，木通6克，车前子10克，泽泻10克，甘草10克。

三诊：上方连服3剂，流水止，溃疡结痂。宗上方继服3剂，以资巩固。

例二：张某，男，60岁，双下肢湿疹，前来我处就诊。患者双下肢多处溃疡流水，西医予消炎治之，效果不佳。刻下痒痛甚剧，予"清热解毒汤"加减治之。

方药：龙胆草10克，苦参10克，黄柏10克，野菊花15克，黄芩10克，土茯苓30克，地肤子15克，蛇床子15克，泽泻10克，甘草10克。

复诊：上方连服3剂，痛痒减半，流水明显减少。宗上方加减再进。

方药：龙胆草10克，苦参10克，黄柏10克，黄芩10克，土茯苓30克，生地黄15克，野菊花15克，泽泻10克，蛇床子15克，地肤子15克，甘草10克。

三诊：上方连服3剂，流水止，溃疡结痂，仍时痒甚。宗上方加减再进。

方药：龙胆草10克，黄柏10克，土茯苓30克，生地黄15克，红花6克，当归10克，赤芍10克，地肤子10克，蛇床子10克，甘草10克。

上方连服3剂，痒止，诸症悉解。

按：湿邪下先受之，故湿邪为病，多见肢体下部。诸如女子带下、男子阴囊湿疹、下肢溃疡等，故治之均应以清热利湿为主。湿性黏滞，一旦溃破，多迟迟不能愈合，故治之非一日之功。必须利湿，佐清热解毒之法治之，方收效速捷。

张氏湿疹愈合后，仍痒痛甚，乃血络通而不畅。故加红花、当归、赤芍活血通络之剂，病乃速愈。

三、荨麻疹方

组成：黄芪30克，荆芥10克，防风10克，白术10克，炒苍耳子10克（捣碎），金银花15克，大白芍15克，蝉蜕6克，桂枝6克，僵蚕10克。

功能：清热解毒，消风止痒。

主治：慢性荨麻疹，身体痒疹，反复发作。

例一：王某，女，18岁，患身体痒疹，前来我处就诊。患者全身多处风团疹，触之痒甚。西医予抗过敏药治疗，旋愈旋复。经介绍求治于愚，予"荨麻疹方"治之。

方药：生黄芪30克，荆芥10克，防风10克，白术10克，炒苍耳子10克（捣碎），金银花15克，大白芍30克，蝉蜕6克，桂枝6克，僵蚕10克，甘草10克。

上方连服两剂，痒止，风团疹消失。宗上方继服两剂，以善其后。

例二：刘某，女，40岁，患身体痒疹前来我处诊治。刻下患者全身大面积米粒样痒疹，痒甚，不发热。服抗过敏药及输液治疗罔效，经介绍求治于愚。

方药：生黄芪30克，防风10克，白术15克，荆芥10克，蝉蜕6克，金银花30克，僵蚕10克，地肤子10克，甘草10克，白蒺藜10克，炒苍耳子10克（捣碎），当归10克，赤芍10克。

上方连服两剂，痒疹消失。宗上方继服两剂，以善其后。

四、痤疮方

组成：当归10克，赤芍10克，丹皮10克，桑白皮10克，地骨皮15克，黄芩10克，野菊花15克，地丁15克，枇杷叶10克。

功能：清热凉血，散瘀解毒。

主治：皮肤结痂，男女青春期痤疮。

加减：热毒盛，加金银花15克，连翘10克；痤疮痛甚，加桃仁6克（捣碎），红花6克，乳香6克，没药6克。

方解：当归、赤芍活血散瘀，丹皮、黄芩清热凉血，野菊花、地丁、地骨皮清热解毒，枇杷叶、桑白皮清肺透毒邪外出。诸药合济，共奏凉血散瘀、清热解毒之功。

例一：常某，男，21岁，患痤疮前来我处就诊。患者面部数枚丘疹，额部尤甚，部分欲溃脓，原服消炎药罔效，求中医诊治。

方药：当归10克，赤芍10克，丹皮10克，黄芩10克，地骨皮15克，野菊花15克，桑白皮15克，地丁15克，枇杷叶10克，生地黄15克。

复诊：上方连服3剂，丘疹减少，色变黯淡，欲溃脓者结痂。宗上方加减再进。

方药：当归10克，赤芍10克，丹皮10克，黄芩10克，栀子10克（捣碎），枇杷叶10克，野菊花15克，地丁15克，桑白皮10克，金银花15克，生地黄15克，甘草10克。

三诊：上方连服3剂，面部痤疮丘疹消失。宗上方继服3剂，以善其后。

例二：于某，女，20岁，面部大面积痤疮，求愚诊治。据云：患者面部痤疮一年余，多处服药罔效。刻下面部大面积红丘疹，部分欲溃脓，予"痤疮方"治之。

方药：当归10克，生地黄15克，赤芍10克，丹皮10克，桑白皮10克，枇杷叶10克，地骨皮15克，野菊花15克，黄芩10克，地丁15克，甘草10克。

复诊：上方连服3剂，丘疹颗粒明显缩小，色变黯淡。宗上方加减再进。

方药：当归10克，生地黄15克，赤芍10克，丹皮10

克，桑白皮10克，枇杷叶10克，地骨皮15克，野菊花15克，黄芩10克，地丁15克，红花6克，桃仁6克（捣碎），甘草10克。

上方连服5剂，面部丘疹消失。宗上方继服3剂，以善其后。

按：青春期面部痤疮，乃气血旺盛，血分有热，故清热凉血解毒，乃治痤疮之要法。痤疮多生头面部、胸前部，故清肺、透肺亦为治痤疮之辅佐。热毒清，肺窍宣透，疹即可消。

五、皮肤瘙痒洗剂

组成：苦参30克，泽漆30克，蛇床子30克，地肤子30克，土茯苓30克，白鲜皮30克，土槿皮20克，川花椒15克，大枫子20克，白矾20克。

水煎外洗。

功能：清热解毒，疏风散血，杀虫止痒。

主治：皮肤瘙痒，阴囊湿疹，女子外阴瘙痒。

方解：苦参、泽漆、土茯苓清热利湿解毒，花椒、白矾、大枫子、土槿皮收敛，杀虫止痒，蛇床子、地肤子、白鲜皮除风止痒。诸药合济，共奏清热解毒、杀虫止痒之功。

例一：王某，女，50岁，外阴瘙痒半年余，前来我处就诊。据云：白带量多，色黄，气味腥臭，伴外阴瘙痒异常。外阴部有米粒样小丘疹，舌红苔白腻，脉弦。

1. **内服"清热止带方"**（《临证要方》）

方药：白茯苓10克，猪苓10克，土茯苓30克，茵陈15克，车前子10克，薏苡仁30克，椿白皮10克，赤芍10克，黄柏10克，栀子10克（捣碎），怀牛膝15克，泽泻10克，茜草10克。

水煎服，一日一剂。

2. **外用"皮肤瘙痒洗剂"**

方药：苦参30克，泽漆30克，土茯苓30克，土槿皮20克，大枫子20克，蛇床子15克，地肤子15克，黄柏15克，花椒15克，白鲜皮15克，白矾15克。

水煎外洗，一日一剂，一日二次。

复诊：上方各用两剂，带下减轻，外阴瘙痒大减，丘疹消失。继内服"清热止带方"，外用"皮肤瘙痒洗剂"。

1. **内服方**

方药：白茯苓10克，猪苓10克，土茯苓30克，茵陈15克，车前子10克，薏苡仁30克，椿白皮10克，黄柏10克，栀子10克（捣碎），怀牛膝15克，泽泻10克，赤芍10克，茜草10克。

2. **外用方**

方药：苦参30克，泽漆30克，土茯苓30克，土槿皮

20克,大枫子20克,蛇床子15克,地肤子15克,黄柏15克,花椒15克,白鲜皮15克,白矾15克。

上方各用两剂,带下愈,瘙痒止。继内外用各两剂,以善其后。

例二: 韦某,男,50岁,患阴囊湿疹,求愚诊治。刻下阴囊瘙痒,肿痛,有溃破。

方药: 苦参30克,泽漆30克,土茯苓30克,黄柏15克,蛇床子30克,地肤子30克,土槿皮20克,大枫子15克,白鲜皮20克,贯众15克,白矾20克。

水煎外洗,一日一剂。

上方连用两剂,阴囊肿消,痒止。宗上方继用两剂,以善其后。

例三: 卫某,男,25岁,患皮肤瘙痒症,前来我处就诊。刻下全身大面积米粒样小丘疹,瘙痒。前医予抗过敏药治疗,旋愈旋复,效果不佳,经人介绍,前来我处诊治。舌淡黯苔薄白,脉弦。

1. **内服消风散**

方药: 防风10克,荆芥10克,炒牛蒡子10克(捣碎),石膏15克(捣碎),蝉蜕6克,生地黄15克,当归10克,苦参10克,炒苍术10克,甘草10克,胡麻仁10克。

2. **外用皮肤瘙痒洗剂**

方药: 苦参30克,泽漆30克,地肤子30克,蛇床子

30 克，土茯苓 30 克，土槿皮 20 克，黄柏 20 克，花椒 15 克，大枫子 15 克，白鲜皮 20 克，白蒺藜 30 克，白矾 20 克。

水煎外洗。

复诊：内外方连用两剂，瘙痒减轻，宗上方加减再进。

1. 内服方

方药：荆芥 10 克，防风 10 克，炒牛蒡子 10 克（捣碎），石膏 20 克（捣碎），蝉蜕 6 克，生地黄 15 克，当归 10 克，甘草 10 克，苦参 10 克，炒苍术 10 克，胡麻仁 10 克。

2. 外洗方

方药：苦参 30 克，泽漆 30 克，地肤子 30 克，蛇床子 30 克，土茯苓 30 克，土槿皮 20 克，花椒 15 克，黄柏 20 克，白鲜皮 20 克，大枫子 15 克，白蒺藜 30 克，白矾 20 克。

水煎外洗。

上方：内外各用两剂，疹消痒止。宗上方内外各再用两剂，以善其后。

按：皮肤痒疹，风盛湿亦盛。风盛则皮肤出现痒疹，湿盛则疹瘙痒。湿盛易化热，湿热互结，则疹瘙痒益剧，故清热除风、利湿乃治湿疹之法。外用药力直触病所，故效更速捷。

六、痔疮方

1. 痔疮内服方

组成：生地黄30克，槐花15克，栀子10克（捣碎），大黄炭10克，茜草10克，三七参6克（轧细末，分三次冲服），甘草10克。

功能：清热泻火，凉血止血。

主治：内外痔疮，肛裂流血。

2. 痔疮外洗方

组成：黄柏粉15克，芒硝15克，白矾15克，冰片3克，樟脑3克。

用法：开水冲化，熏洗。

功能：清热解毒，固涩收敛。

主治：内外痔疮，肛裂。

方解：内服方中生地黄、栀子、茜草清热凉血、止血；槐花、大黄炭、三七参除肠风，清热散瘀止血；甘草和中，调和诸药。诸药合济，共奏清热凉血、止血之功。

外用方中黄柏清热解毒，杀菌；芒硝、冰片、樟脑清热解毒，消肿；白矾固涩收敛。诸药合济，共奏清热解毒、固涩收敛之功。

例一：张某，男，30岁，患痔疮前来我处就诊。据云：患痔疮多年，反复治疗，终未得愈。近大便时流血，肛门周围三枚枣核大小痔核。予内服外洗同用。

1. **内服方**

方药：生地黄30克，槐花15克，栀子10克（捣碎），大黄炭10克，茜草10克，三七参6克（轧细末，分三次冲服），甘草10克。

水煎服，一日一剂。

2. **外洗方**

方药：黄柏粉15克，芒硝15克，白矾15克，冰片3克，樟脑5克。

一日一剂，煎水分二次熏洗。

上方如法用一周，流血止，痔核明显缩小。上方复用一周，痔核消失，多年痔疮痊愈。

例二：余某，女，45岁，患痔疮前来我处就诊。患者患痔疮多年，每大便时流血，肛肠科检查"肛裂"。手术治疗半年后，肛裂复发，大便时流血，特来中医科诊治。

1. **内服方**

方药：生地黄30克，槐花15克，栀子10克（捣碎），大黄炭10克，茜草10克，黄柏10克，丹皮15克，甘草10克，三七参10克（轧细末，分三次冲服）。

水煎服，一日一剂。

2. **外洗方**

方药：黄柏粉15克，芒硝15克，白矾15克，冰片5

克,樟脑5克。

一日一剂,水煎,分二次熏洗。

上方如法用一周,流血止,肛裂基本愈合。宗上方内服、外用继用一周,肛裂亦愈合。一年后,痔疮复发,如上法内服外用治之,两周痔疮痊愈,后未复发。

第三章 妇科方

第一节 调经方

一、固经汤

组成：当归10克，大白芍15克，生地黄30克，旱莲草15克，仙鹤草15克，丹皮10克，栀子炭10克（捣碎），茜草炭10克，黄芩10克，小蓟10克，地榆炭30克，炒蒲黄10克（包煎），侧柏叶炭10克，棕榈炭10克。

功能：清热凉血，止血固经。

主治：女子月经过多，崩漏，功能性子宫出血，以及盆腔炎及子宫肌瘤等所引起的子宫出血。

加减：出血时间长，淋沥不断，伴短气乏力者，加黄芪30克，党参10克；伴小腹冷痛者，加炮姜6克；暴崩者，加三七参10克（轧细末冲服），百草霜10克。

方解：生地黄、丹皮、栀子、黄芩清热凉血，当归、白芍、生地黄补血养血凉血，旱莲草、仙鹤草、侧柏叶、棕榈炭塞流止血，小蓟、蒲黄、地榆止血散瘀。崩漏较长，漏下不止，气虚不能固摄者，加党参、黄芪固摄止血之妄行；暴崩者，加三七参、百草霜以增塞流止血之功。

例一：张某，48岁，2009年8月1日就诊。患者近二年月经错前落后，伴腰酸乏力，头晕耳鸣，面色萎黄，每次月经淋漓十余天方净。刻下行经七天，流血量多，舌淡苔薄白，脉沉弱。予"清热凉血，益气固摄，止血法"治之，取"固经汤"加减。

方药：当归10克，生黄芪30克，生地黄30克，党参15克，大白芍15克，旱莲草15克，仙鹤草15克，栀子炭10克（捣碎），茜草炭10克，侧柏叶炭10克，棕榈炭10克，小蓟10克，煅龙骨30克（捣碎），煅牡蛎30克（捣碎）。

2009年8月5日复诊：上方服一剂，流血减少；连服3剂，流血止。刻下仍腰酸腿软，头晕乏力，舌淡苔白，脉沉弱。予"益气摄血法"调治。

方药：生黄芪30克，当归10克，党参10克，生地黄15克，甘草10克，茜草10克，栀子10克（捣碎），地榆15克，煅龙骨30克（捣碎），煅牡蛎30克（捣碎）。

2009年8月12日三诊：上方连服3剂流血止，腰酸腿软、头晕乏力均明显减轻。仍纳差，舌淡苔薄白，脉缓。宗上方加减再进。

方药：生黄芪30克，党参10克，当归10克，甘草10克，生地黄15克，茜草10克，栀子10克（捣碎），白术10克，白茯苓10克。

上方连服3剂，身体康复，后月经亦调矣。

例二：王某，18岁，学生，2011年3月1日诊。据云：14岁月经初潮，月经基本正常，然近两个月月经量多。刻下月经十余天未净，面色萎黄，神疲乏力，舌淡苔薄白，脉沉弱。予"固经汤"加减治之。

方药：当归10克，大白芍15克，生地黄15克，旱莲草15克，茜草10克，丹皮10克，栀子10克（捣碎），白术10克，地榆15克，小蓟10克，棕榈炭10克，甘草10克。

2011年3月5日复诊：上方连服3剂，经血止。仍倦怠乏力，神疲懒言，舌淡苔薄白，脉沉弱。予"益气摄血法"治之。

方药：生黄芪15克，党参10克，白术10克，白茯苓10克，当归10克，怀山药15克，仙鹤草10克，甘草10克。

嘱：宗上方连服3剂，停药，下次来月经再诊。

2011年4月5日三诊：患者昨天来月经，舌淡苔白，脉缓。仍予固经止血，佐健脾益气法调治，取"固经汤"加减。

方药：当归10克，大白芍15克，生地黄15克，旱莲草15克，仙鹤草15克，栀子10克（捣碎），丹皮10克，茜草10克，地榆30克，侧柏叶炭10克，棕榈炭10克，黄芩10克。

2011年4月10日四诊：上方连服3剂，经血止，宗上方酌加补益气血之剂再进。

方药：生黄芪15克，白术10克，白茯苓10克，党参10克，当归10克，仙鹤草10克，怀山药15克。

上方连服5剂，自觉身体康复，遂停药，后月经亦调。

例三：张某，52岁，2011年5月10日诊。据云：月经一年余未潮，近三天阴道淋漓流血，今天量特多。刻下面色苍白，心慌气急，神疲乏力，舌淡苔白，脉细数。予"益气摄血、固经法"治之，取"固经汤"加减。

方药：大红参15克，山萸肉30克，生黄芪30克，当归10克，生地黄30克，煅龙骨30克（捣碎），煅牡蛎30克（捣碎），栀子炭10克（捣碎），黄芩10克，小蓟10克，地榆炭30克，侧柏叶炭10克，仙鹤草15克，甘草10克。

2011年5月13日复诊：上方服一剂，流血减少；连服两剂，流血止。仍神疲乏力，困倦懒言，舌淡苔白，脉沉弱。宗上方加减再进。

方药：党参15克，生黄芪30克，白术15克，生地黄

15克，大白芍15克，当归10克，仙鹤草15克，旱莲草15克，茜草10克，木香6克，地榆15克，侧柏叶炭10克，棕榈炭10克，甘草10克。

2011年5月20日三诊：上方连服5剂，纳增，精神较前好转，舌淡苔白，脉缓。宗上方酌加健脾之剂，以培补生化之源。

方药：党参10克，当归10克，炒白术30克，白茯苓10克，陈皮10克，生黄芪30克，龙骨30克（捣碎），牡蛎30克（捣碎），大白芍15克，生地黄15克，甘草10克。

上方连服5剂，纳增，神疲乏力除，精神好转，自觉身体康复，遂停药。

按：固经汤为固摄经血所设，乃因经血妄行致经血过多而大下，或流血不止。经血妄行崩漏者，一般女子青春期，或绝经前后多见。青春期，冲任未充，肾气未实，身体未健，固摄力差，血易妄行。绝经前后，太冲脉衰竭，气血虚弱，失其固摄，经血妄行，易大下不止，故治之宜固摄、塞流，务使血止不致虚脱。固经汤乃清热凉血、止血之剂，故服之血可止。大下不止者，重加益气固脱之剂，方可万全。

一、蒿芩地丹四物汤

组成：大白芍15克，生地黄15克，地骨皮15克，青蒿15克，黄芩10克，当归10克，丹皮10克，银柴胡10克，胡黄连10克，白薇10克，甘草10克。

功能：滋阴清热，养血调经。

主治：月经期或月经前后发热，或月经先期，月经量多。

加减：月经先期量多者，加茜草炭10克，栀子炭10克（捣碎），生地黄加至30克。

方解：四物汤乃补血养血之剂。经期发热者，属阴虚，因川芎温燥故去之。地骨皮、青蒿、银柴胡、胡黄连均为治虚热之要药，黄芩、丹皮乃清热凉血之剂。诸药合济，共奏清热凉血、止血之功。经行发热者，服之热可除；经行先期量多者，服之血可止。

例一：张某，20岁，未婚，2012年3月10日诊。据云：16岁月经初潮，月经素往不调，错前落后，伴纳差，身体消瘦。近半年来，低热，午后尤甚，经行前后，发热加重。刻下值经前自觉发热，舌淡黯苔薄白，脉弦。予滋阴清热法治之，选"蒿芩地丹四物汤"加减。

方药：当归10克，大白芍15克，生地黄15克，地骨皮30克，青蒿10克，胡黄连10克，银柴胡10克，黄芩10克，甘草10克，白薇10克，柴胡6克。

2012年3月15日复诊：上方服2剂，月经来潮，仍发热，测体温37.3℃，舌淡黯苔薄白，脉弦。宗上方加减再进。

方药：当归10克，地骨皮20克，大白芍20克，赤芍15克，胡黄连10克，银柴胡10克，青蒿15克，黄芩10克，丹皮10克，丹参15克，甘草10克。

2012年3月20日三诊：上方连服3剂，经血止，低热退，舌淡苔白，脉弦。宗上方加减继服，以观动静。

方药：当归10克，大白芍15克，生地黄15克，地骨皮15克，青蒿15克，胡黄连10克，麦门冬10克，银柴胡10克，白术15克，丹皮10克，黄芩10克，甘草10克。

2012年4月15日四诊：上方连服10剂，月经来潮，未发热，无不适。宗上方继服以善其后。

方药：当归10克，大白芍15克，生地黄15克，青蒿10克，银柴胡10克，丹皮10克，丹参15克，胡黄连10克，白术10克，甘草10克。

上方连服5剂，未发热，身体康复，遂停药。

例二：王某，30岁，2013年1月2日就诊。患者半年前于产后发热，中西药治疗，热退病愈。弥月后乳汁不足，遂发寒热往来。后随经行而发热，西医治以输液等法，热不解，遂求治于愚。刻下月经刚净，仍发热，测体温37.5℃，口干，舌红苔白，脉弦。予"蒿芩地丹四物汤"加减治之。

方药：当归10克，大白芍15克，青蒿15克，炙鳖甲

15克（捣碎），银柴胡15克，生地黄15克，柴胡6克，连翘10克，甘草10克。

2013年1月6日复诊：上方连服两剂，热退。仍乏力，口干，舌淡苔白，脉弦。宗上方加减再进。

方药：当归10克，党参10克，大白芍15克，麦冬10克，银柴胡10克，地骨皮15克，白薇10克，白术10克，甘草10克。

2013年1月25日三诊：上方连服3剂，热退，遂停药。昨天来月经，自觉发热，测体温37℃，舌淡苔白，脉弦。予"蒿芩地丹四物汤"加减服之。

方药：当归10克，大白芍15克，生地黄15克，地骨皮15克，青蒿10克，银柴胡10克，胡黄连10克，白薇10克，甘草10克。

上方连服5剂，月经净，热退，后月经期亦未见发热。

例三：刘某，27岁，2012年5月2日就诊。患者经期超前十天余，二十天一至。刻下值经前，自觉发热，口干乏力，面红，舌红苔白，脉弦。予清热凉血法治之，取"蒿芩地丹四物汤"加减。

方药：生地黄30克，大白芍30克，当归10克，黄芩10克，丹皮10克，地骨皮15克，胡黄连10克，白薇10克，甘草10克。

2012年5月5日复诊：昨天月经来潮，量多夹血块，舌红苔白，脉弦。宗上方加减再进。

方药：生地黄30克，大白芍15克，当归10克，苦参10克，丹皮10克，茜草10克，地骨皮30克，地榆30克，栀子10克（捣碎），甘草10克。

2012年5月10日三诊：上方连服3剂，经血止，舌红苔白，脉弦。宗上方加减再进。

方药：生地黄15克，大白芍15克，当归10克，丹皮10克，丹参15克，党参10克，甘草10克，地榆15克，胡黄连10克，茜草10克。

2012年5月30日四诊：上方连服3剂，遂停药。今天月经来潮来诊，身体无不适，舌红苔白，脉弦。仍予滋阴清热凉血法治之。

方药：当归10克，生地黄30克，大白芍15克，丹皮10克，黄芩10克，地骨皮15克，茜草10克，地榆15克，党参10克，甘草10克。

上方连服5剂，后月经亦调。

按：经行，阴血聚下成经，身失阴血之滋养，阴虚于内，阳气外越，故发热。阴血亏虚，经行阴血益亏。《内经》云："**阴虚生内热**。"经行发热，不同于外感发热，不宜发汗也，宜清热养阴治之。

三、理气调经汤

组成：当归15克，丹皮10克，炒香附子10克（捣碎），郁金10克，黄芩10克，栀子10克（捣碎），柴胡10克，炒白芥子10克（捣碎），甘草10克。

功能：清热凉血，理气止痛，调经助孕。

主治：女子月经量多，经期腹痛，婚后不孕。

加减：月经先期量多者，减香附子、郁金、柴胡，加生地黄30克，大白芍30克，茜草10克；经行腹痛甚，加赤芍10克，延胡索10克（捣碎）；经行乳房胀痛者，加青皮10克，炒王不留行子30克。

方解：方中当归、香附子、郁金、柴胡疏肝解郁，理气止痛，调经；丹皮、栀子、黄芩清热凉血调经，白芥子化痰理气，甘草调和诸药。

例一：王某，22岁，未婚，2011年4月20日初诊。患者15岁月经初潮，近二年月经错前落后，伴经期腹痛，前来我处就诊。刻下值经期，月经量多夹血块，小腹坠痛，伴两胁及乳房胀痛，心烦易怒，舌淡苔白，脉弦。予理气解郁、清热调经法治之，取"理气调经汤"加减。

方药：当归10克，炒香附子10克（捣碎），炒白芥子10克（捣碎），郁金10克，青皮10克，大白芍15克，丹皮10克，柴胡10克，栀子10克（捣碎），甘草10克。

2011年4月25日复诊：上方服两剂月经净，连服3剂，胁痛、乳房胀痛均除。刻下值经后，舌淡苔白，脉弦。仍宗理气调经，佐清热法治之。

方药：当归10克，大白芍15克，炒香附子10克（捣碎），柴胡6克，郁金10克，青皮10克，栀子10克（捣碎），丹皮10克，生地黄15克，甘草10克。

2011年5月15日三诊：上方连服3剂，遂停药。昨天月经来潮来诊，仍感两胁伴乳房胀痛，然腹痛未作。舌淡苔白，脉弦。仍宗理气调经法治之，予"理气调经汤"加减。

方药：当归10克，赤芍10克，炒香附子10克（捣碎），郁金10克，柴胡10克，全瓜蒌10克（捣碎），栀子10克（捣碎），丹皮10克，生地黄15克，炒白芥子10克（捣碎），甘草10克。

2011年5月20日四诊：上方连服3剂，月经净，胁痛止，乳房胀痛亦止，舌淡苔白，脉弦。宗上方加减再进。

方药：当归10克，郁金10克，路路通10克，丹皮10克，丹参15克，栀子10克（捣碎），炒香附子10克（捣碎），炒白芥子10克（捣碎），甘草10克。

上方连服5剂，胁痛、乳房胀痛均未作，身体康复，后月经亦调。

例二：于某，25岁，2012年4月8日初诊。据云：患者婚后一年余，夫妇同居未孕。配偶精液常规检查"正常"。月经25～30天至，经量多，经期两胁伴两乳房胀痛。刻下值经期第二天，月经量多夹血块，胁痛，乳房胀痛。双侧乳房均触及蛋黄大小硬结肿块。舌淡黯苔薄白，脉沉弦。予"疏肝解郁、理气调经法"治之，取"理气调经汤"加减。

方药：当归10克，炒香附子10克（捣碎），郁金10克，青皮10克，赤芍10克，丹皮10克，丹参15克，炒白芥子10克（捣碎），黄芩10克，生地黄15克，蒲公英30克，甘草10克。

2012年4月12日复诊：上方连服3剂，月经净，经血流下许多血块，胁痛、乳房胀痛均止。舌淡黯苔白，脉沉弦。宗上方加减再进。

方药：当归10克，丹皮10克，丹参15克，赤芍10克，郁金10克，柴胡10克，黄芩10克，栀子10克（捣碎），炒王不留行子30克，蒲公英30克，甘草10克。

2012年5月15日三诊：上方连服5剂，遂停药。刻下停经40天，腹胀，恶心呕吐，舌淡脉弦滑。尿妊娠试验"阳性"，予"养血安胎，清热和胃法"治之。

例三：韦某，48岁，2013年10月20日来诊。半年前丧夫，郁闷寡欢，近因胀闷胁痛来我处就诊。据云：近月经不调，刻下停经两月余，昨天月经来潮，量多夹血块。伴两胁胀满疼痛，心烦易怒，乳房胀痛。舌红苔白，脉沉弦。予"疏肝解郁、清热调经法"治之，选"理气调经汤"加减。

方药：当归 10 克，大白芍 30 克，生地黄 30 克，丹皮 10 克，栀子 10 克（捣碎），郁金 10 克，茜草 10 克，青皮 10 克，炒白芥子 10 克（捣碎），蒲公英 30 克，甘草 10 克。

2013 年 10 月 25 日复诊：上方连服 3 剂，月经净，胁痛止，乳房胀痛明显减轻。舌淡苔白，脉弦。宗上方加减再进。

方药：当归 10 克，丹皮 10 克，栀子 10 克（捣碎），柴胡 10 克，郁金 10 克，炒白芥子 10 克（捣碎），黄芩 10 克，青皮 10 克，蒲公英 30 克，炒香附子 10 克（捣碎），甘草 10 克。

2013 年 11 月 5 日三诊：上方连服 5 剂，胁痛、乳房胀痛均止，身体较前好转，脉舌同前。宗上方加减再进。

方药：当归 10 克，青皮 10 克，蒲公英 30 克，栀子 10 克（捣碎），丹皮 10 克，黄芩 10 克，炒白芥子 10 克（捣碎），柴胡 10 克，郁金 10 克，甘草 10 克，炒香附子 10 克（捣碎）。

2013 年 11 月 15 日四诊：今天月经来潮，未发胁痛及乳房胀痛等症。舌淡苔白，脉弦。宗上方加减再进。

方药：当归 10 克，丹皮 10 克，栀子 10 克（捣碎），生地黄 30 克，黄芩 10 克，炒香附子 10 克（捣碎），蒲公英 30 克，大白芍 15 克，郁金 10 克，柴胡 10 克，甘草 10 克。

上方连服3剂，月经止，月经量正常，自觉身体康复，遂停药。

按：理气调经汤，为气滞肝郁、月经不调所设，即调经必先解郁，解郁经自调。气滞血动必不畅，故经期腹痛甚。气郁化热，故热盛月经量多。疏肝解郁治其本，清热凉血治其标，标本兼治，郁解热清经自调。

四、疏肝化结汤

组成：当归10克，川芎10克，赤芍10克，全瓜蒌15克（捣碎），柴胡10克，炒香附子10克（捣碎），郁金10克，川楝子10克，夏枯草15克，木香10克，红花6克，桃仁6克（捣碎）。

功能：疏肝解郁，理气活血，散结止痛。

主治：女子月经不调，经期乳房胀痛，乳房硬结肿块。

加减：伴两胁胀痛者，加青皮10克；伴纳差胀满者，加焦山楂30克，鸡内金10克（捣碎）；乳房硬结肿块，热痛者，加蒲公英30克，炒王不留行子30克。

方解：当归、赤芍养血、活血、行血；川芎、香附子、川楝子为气中之血药，乃行气活血散结；郁金、木香、柴胡疏肝解郁，理气散结；瓜蒌、夏枯草、蒲公英乃治乳房硬结之要药；桃仁、红花活血破血，散瘀。诸药合济，共奏活血散瘀、行气散结之功。

例一：张某，40岁，2012年7月20日就诊。据云：多年来经行乳房胀痛，乳房有结节，伴经期神志异常，经后症状渐消失。近一年来，乳房硬结肿块，平时亦能触及，前来我处诊治。刻下双侧乳房可触及蛋黄大小硬结，压痛明显，伴两胁胀痛，心烦易怒。超声波探查"双侧乳房乳腺小叶增生"。舌淡黯苔薄白，脉沉弦。予"疏肝解郁、理气散结法"治之，取"疏肝化结汤"加减。

方药：当归10克，赤芍10克，全瓜蒌15克（捣碎），蒲公英30克，柴胡10克，夏枯草15克，郁金10克，炒香附子10克（捣碎），川楝子10克，木香10克，甘草10克。

2012年7月30日复诊：上方连服5剂，两胁胀痛减轻，乳房硬结肿块亦缩小，脉舌同前。宗上方加减再进。

方药：当归10克，全瓜蒌15克（捣碎），蒲公英30克，夏枯草15克，郁金10克，炒香附子10克（捣碎），川楝子10克，柴胡10克，三棱10克，莪术10克，桃仁10克（捣碎），炮山甲6克（轧细末，分三次冲服），红花10克。

2012年8月10日三诊：上方连服5剂，胁痛除，乳房硬结肿块基本消失。昨天来月经，乳房未胀痛。舌淡苔白，脉弦。宗上方加减再进。

方药：当归10克，全瓜蒌15克（捣碎），蒲公英30

克，夏枯草15克，郁金10克，三棱10克，莪术10克，桃仁6克（捣碎），炒香附子10克（捣碎），川楝子10克，柴胡10克，莪术10克，红花6克，赤芍10克。

上方连服3剂，月经净，胁痛、乳房胀痛均未作，脉舌同前，宗上方继服3剂以善其后。

例二：吕某，48岁，2014年3月10日就诊。患者双侧乳房多枚结节肿块，压痛明显。近肿块增大，伴两胁胀痛，心烦易怒，月经不调，错前落后，经期乳房硬结肿块胀痛加重。刻下值经期，舌淡苔白，脉弦。超声波探查"双侧乳房探及多枚小结节肿块"，提示"双侧乳房乳腺小叶增生"。予"疏肝解郁、理气散结法"治之，选"疏肝化结汤"加减。

方药：当归10克，赤芍15克，全瓜蒌15克（捣碎），蒲公英30克，郁金10克，生地黄30克，大白芍30克，夏枯草15克，木香10克，炒香附子10克（捣碎），炮山甲6克（轧细末，分三次冲服），合欢皮30克。

2014年3月15日复诊：上方连服3剂，月经净，乳房硬结肿块明显缩小，两胁胀痛及心烦易怒亦减轻。舌淡苔白，脉弦。宗上方加减再进。

方药：当归10克，川芎10克，大白芍30克，全瓜蒌15克（捣碎），蒲公英30克，炒香附子10克（捣碎），郁金10克，夏枯草15克，川楝子10克，桃仁10克（捣碎），红花6克，柴胡6克，炮山甲6克（轧细末，分三次冲服），甘草10克。

2014年3月25日三诊：上方连服3剂，胁痛止，乳房硬结肿块消失，脉舌同前。宗上方加减再进。

方药：当归10克，赤芍10克，郁金10克，蒲公英30克，夏枯草15克，桃仁6克（捣碎），红花6克，川楝子10克，柴胡10克，三棱10克，莪术10克，甘草10克。

2014年4月5日四诊：上方连服5剂，月经来潮，未发胁痛及乳房胀痛，乳房亦未触及肿块，舌淡苔白，脉弦。宗上方加减服之。

方药：当归10克，赤芍10克，炒香附子10克（捣碎），郁金10克，炒王不留行子10克，蒲公英30克，夏枯草15克，桃仁6克（捣碎），红花6克，川楝子10克，柴胡10克，甘草10克。

上方连服5剂，两胁胀痛止，乳房胀痛亦未作，症解，痛除。

按：女子乳房硬结肿块，乃肝气郁结所致，宜疏肝解郁、理气散结治之。肝经经脉布两胁、通乳房，肝气郁结、气滞，气血运行不畅，肝经经脉阻滞，故两胁胀痛。乳腺滞而不通，遂成硬结肿块。肝疏郁解，气血通畅，乳腺通而无滞，乳房硬结肿块消，胁痛可止。

五、止崩汤

组成： 大红参15克，生黄芪30克，煅龙骨30克（捣碎），煅牡蛎30克（捣碎），当归10克，地榆炭30克，茜草炭15克，山萸肉30克，血余炭15克，栀子炭10克（捣碎），生地炭30克，小蓟炭10克，百草霜10克。

功能： 益气固脱，塞流止崩。

主治： 女子崩漏，或阴道流血不止，精神昏愦。

加减： 身体虚脱，人参加至30克。

方解： 流血大下不止，身体虚脱，故重用人参、黄芪、山萸肉益气以固脱。血崩大下不止，故重用诸炭剂塞流以止血。血热妄行，故重用生地、栀子等清热凉血以止血热之妄行。血随气脱，气固血可安。气依附于血，塞流血止血安，血安则气安也。气血安和，神有所舍，神自安矣！神安崩止，病可得愈。

例一： 张某，48岁，2013年4月5日就诊。据云：月经淋沥十余天未净，今晨突然大下不止，乘车速来我处诊治。刻下面色苍白，阴道流血不止，伴头晕，心慌气急，唇白，舌淡，脉微弱。急予"益气固脱、塞流止血法"治之。

方药： 大红参30克，生黄芪30克，山萸肉30克，当归10克，煅龙骨30克（捣碎），煅牡蛎30克（捣碎），急煎汤服一剂,头晕心慌好转,面色亦好转。嘱:余药煎汁徐徐服之,继服下方。

方药:大红参15克,当归10克,生黄芪30克,山萸肉30克,煅龙骨30克(捣碎),煅牡蛎30克(捣碎),生地炭30克,栀子炭10克(捣碎),茜草炭10克,地榆炭30克,血余炭10克。

2013年4月8日复诊:上方连服两剂,阴道流血止,心悸、心慌气急好转。舌淡苔白,脉沉弱。宗上方加减再进。

方药:大红参15克,当归10克,生黄芪30克,山萸肉15克,煅龙骨30克(捣碎),煅牡蛎30克(捣碎),生地黄30克,栀子炭10克(捣碎),地榆炭30克,小蓟10克,甘草10克。

2013年5月10日三诊:上方连服3剂,阴道未流血,面泛红润。心慌气急、头晕目眩均明显好转。舌淡苔白,脉沉弱。昨天月经来潮,经血正常。仍宗"益气摄血、凉血止血法"治之。

方药:大红参10克,当归10克,生黄芪20克,白术15克,生地黄30克,栀子10克(捣碎),茜草10克,山萸肉15克,地榆30克,小蓟10克,煅龙骨30克(捣碎),煅牡蛎30克(捣碎)。

2013年5月15日四诊:上方连服3剂,经血正常,未大下，今天月经净，舌淡苔白，脉缓。宗"健脾益气、固涩摄血法"治之。

方药：党参10克，当归10克，生黄芪30克，生地黄15克，白术15克，山萸肉15克，栀子10克（捣碎），龙骨30克（捣碎），牡蛎30克（捣碎），茜草10克，地榆15克，小蓟10克。

上方连服5剂，遂停药，后月经亦调。

例二：王某，50岁，2012年3月5日来诊。据云：患者停经三月余，昨天月经来潮，今夜晚流血特多，前来我处就诊。刻下面色苍白，少气乏力，神疲懒言，舌淡苔白，脉沉弱。予"益气摄血、固脱止血法"治之，选"止崩汤"加减。

方药：大红参15克，当归10克，生黄芪30克，山萸肉30克，生地炭30克，栀子炭10克，茜草炭10克，地榆炭30克，小蓟炭10克，煅龙骨30克（捣碎），煅牡蛎30克（捣碎），百草霜10克，甘草10克。

2012年3月10日复诊：上方服一剂，流血减少一半；连服3剂，血止身安。刻下仍头晕乏力，神疲懒言，面色无华，舌淡苔白，脉沉弱。仍予"益气摄血、清热凉血法"治之。

方药：党参15克，当归10克，生黄芪30克，生地黄30克，栀子10克（捣碎），茜草10克，小蓟10克，山萸肉15克，白术15克，龙骨30克（捣碎），牡蛎30克（捣碎）。

2012年3月20日三诊：上方连服5剂，纳增，面泛红润，自觉身体康复。舌淡苔白，脉缓。宗上方加减再进。

方药：党参15克，当归10克，生黄芪30克，生地黄30克，白术15克，龙骨30克（捣碎），牡蛎30克（捣碎），茜草10克，栀子10克（捣碎），小蓟10克，地榆15克，山萸肉15克，甘草10克。

2012年4月6日四诊：患者今天来月经，担忧经血大下，急来就诊。刻下无不适，舌淡苔白，脉缓。仍予"益气摄血、凉血止血法"治之。

方药：党参15克，当归10克，生地黄30克，栀子10克（捣碎），茜草10克，地榆30克，龙骨30克（捣碎），牡蛎30克（捣碎），山萸肉15克，小蓟10克，甘草10克。

上方连服3剂，经血止，经血正常，后月经亦调。

例三：王某，20岁，未婚，2013年5月10日就诊。据云：15岁月经初潮，素往月经量多，七天净。刻下月经来潮两天余，今经量特多，伴头晕、心悸心跳，倦怠乏力，面色苍白，舌淡苔白，脉细弱。予"益气摄血、塞流止血法"治之，选"止崩汤"加减。

方药：人参15克，当归10克，生地炭30克，山萸肉

30克，茜草炭15克，煅龙骨30克（捣碎），煅牡蛎30克（捣碎），地榆炭30克，栀子炭10克（捣碎），小蓟炭10克，侧柏叶炭10克，血余炭10克，甘草10克。

2013年5月15日复诊：上方服一剂，血止强半；连服两剂，经血止。仍头晕乏力，舌淡苔白，脉沉弱。予"健脾益气、摄血法"治之。

方药：党参15克，当归10克，生黄芪15克，炒白术15克，白茯苓10克，山萸肉15克，龙骨30克（捣碎），牡蛎30克（捣碎），木香6克，甘草10克。

上方连服5剂，后月经调矣。

按：女子经血过多，甚者暴崩不止者，宜"益气摄血、塞流止血法"治之。不益气摄血，易暴脱。不塞流止血，血大下不止，更易暴脱。故必须益气固脱、塞流止血并治，方可万全。

第二节 调经助孕方

一、疏通汤

组成：败酱草30克，红藤15克，蒲公英15克，土茯苓30克，炒香附子10克（捣碎），川楝子10克，车前子15克，姜黄10克，炒王不留行子30克，炮山甲10克（捣碎），两头尖10克。

功能：清热化瘀，活血止痛，理气通络。

主治：女子腹痛，经期尤甚，输卵管粘连不通。

加减：经血血块多，腹痛甚，输卵管粘连不通者，加桃仁10克（捣碎），红花10克；身体虚弱者，加当归10克，党参10克。

方解：方中败酱草、蒲公英、红藤、土茯苓清热散结，以清胞宫之郁热。炮山甲、王不留行子、姜黄、香附子、川楝子理气通络，化瘀散结，以消胞宫之瘀阻。热清瘀散、络通，女子腹痛可止，输卵管可通。

例一：王某，30岁，2011年5月10日初诊。患者6年前顺生一女婴，后夫妇同居未孕。前医予输卵管通水检查"双侧输卵管粘连不通"。多次行输卵管通水术治疗，终未获愈，前来求愚诊治。刻下患者身体瘦弱，面色萎黄，小腹疼痛，白带量多，月经30~50天一至，舌淡黯苔薄白，脉沉弱。予"清热化瘀、益气养血法"治之，取"疏通汤"加减。

方药：败酱草30克，红藤15克，薏苡仁30克，当归10克，党参10克，土茯苓30克，炒王不留行子30克，路路通10克，姜黄10克，桃仁10克（捣碎），红花6克，炮山甲6克（轧细末，分三次冲服）。

2011年5月20日复诊：上方连服5剂，月经来潮，经色黯,夹血块,小腹坠痛,舌淡黯苔薄白,脉沉弱。宗上方加减再进。

方药:红藤 15 克,当归 10 克,川芎 10 克,炒香附子 10 克(捣碎),炒王不留行子 30 克,路路通 10 克,红花 6 克,桃仁 10 克(捣碎),益母草 15 克,熟地黄 15 克。

2011 年 5 月 25 日三诊:上方连服 3 剂,月经净,经血流下许多血块。刻下仍感乏力,腰酸腿软,舌淡黯苔白,脉沉弦。仍予"益气养血、活血通络法"治之。

方药:党参 10 克,白术 15 克,当归 10 克,败酱草 30 克,红花 6 克,桃仁 10 克(捣碎),红藤 15 克,炒王不留行子 30 克,路路通 10 克,姜黄 10 克,炮山甲 6 克(轧细末,分三次冲服),炒香附子 10 克(捣碎)。

2011 年 6 月 10 日四诊:上方连服 10 剂,纳增,白带,腹痛均止,精神好转。舌淡苔白,脉沉弦。宗上方加减再进。

方药:当归 10 克,白术 15 克,生黄芪 15 克,姜黄 10 克,路路通 10 克,炒王不留行子 30 克,炮山甲 6 克(轧细末,分三次冲服),桃仁 10 克(捣碎),红花 6 克,红藤 15 克。

2011 年 6 月 20 日五诊:上方连服 5 剂,月经来潮,无不适,自觉身体康复,予"调经助孕法"调治。

方药:当归 10 克,川芎 10 克,熟地黄 15 克,炒香附子 10 克（捣碎），路路通 10 克，炒王不留行子 30 克，茺蔚子 15 克，益母草 15 克，赤芍 10 克。

2011 年 6 月 26 日六诊：上方连服 3 剂，月经净，无不适。予输卵管通水检查"双侧输卵管通畅"。继予"调经助孕法"调治，不久即受孕。

例二：刘某，36 岁，2012 年 10 月 15 日初诊。据云：十年前生一男婴，近三年未避孕而未孕。一年前行输卵管通水检查"双侧输卵管粘连不通"。多处求治，终未获愈，经介绍求愚诊治。患者体丰，白带质黏、量多，月经调，伴小腹疼痛。前医服药多为活血化瘀散结之类。刻下仍腹痛，白带量多，舌淡黯苔白腻，脉沉弦。首予"清热利湿逐瘀法"治之。

方药：败酱草 30 克，薏苡仁 30 克，红藤 15 克，车前子 15 克，炒苍术 15 克，炒香附子 10 克（捣碎），姜黄 10 克，炒王不留行子 30 克，土茯苓 30 克。

2012 年 10 月 25 日复诊：上方连服 5 剂，白带止，腹痛减轻，舌淡苔白，脉沉弦。予"疏通汤"加减治之。

方药：败酱草 30 克，红藤 15 克，土茯苓 30 克，炒香附子 10 克（捣碎），炒王不留行子 30 克，姜黄 10 克，桃仁 10 克（捣碎），川楝子 10 克，炮山甲 6 克（轧细末，分三次冲服）。

2012 年 11 月 15 日三诊：上方连服 10 剂，腹痛止，无不适,脉舌同前。宗上方轧细末,水泛为丸,每服6克,一日二次,徐服两月余。复查"双侧输卵管已通畅",不久即受孕。

按:"疏通汤"乃疏通输卵管之方。现代医学谓之输卵管不通者,乃属中医腹痛、痰湿阻滞等之范畴。痰湿阻滞,瘀阻胞宫,故不孕育,"疏通汤"即疏通输卵管。本方清利湿热,可清利胞宫之滞浊;诸破瘀攻坚散结之剂,可消除胞宫之瘀积。热清瘀散,胞宫洁净,输卵管通畅,何愁孕育之难?

二、加味二丹四物汤

组成:丹皮10克,丹参15克,当归10克,川芎10克,赤芍15克,熟地黄15克,炒香附子10克(捣碎),郁金10克,茺蔚子15克,玫瑰花6克,怀牛膝15克,延胡索10克(捣碎)。

功能:活血化瘀,调经助孕。

主治:女子月经不调,错前落后,婚后或产后(流产)未避孕而久不孕育者,输卵管粘连不通,或通而不畅者。

加减:小腹冷痛,经血色黯夹血块者,加炒小茴香10克(捣碎),乌药10克,肉桂6克(捣碎);伴腰酸腿软者,菟丝子、熟地黄各加至30克;输卵管粘连阻塞不痛者，加炒王不留行子30克（捣碎），水蛭10克；伴两胁胀痛，乳房硬结肿块胀痛者，加青皮10克，橘核仁10克。

方解：妇科之疾，一般多由瘀、湿、热作祟所致。四物汤乃千古调经之绝方，丹皮、丹参、赤芍、香附子清热凉血，活血化瘀，熟地黄、茺蔚子、怀牛膝益肾补冲任，腹冷腹痛乃子宫受冷，寒凝血脉也，故加肉桂、乌药、小茴香温而通之；郁金、玫瑰花、延胡索理气解郁，王不留行子、水蛭善通络逐瘀，乃为通输卵管之要药。诸药合济，共奏活血散瘀、理气调经助孕之功。

例一：王某，25岁，2011年2月30日来诊。据云：婚后二年余，夫妇同居，未避孕而未孕。配偶精液常规检查"正常"。患者月经30~40天一至，5天净，经期小腹作痛，经血夹杂少量血块。伴腰膝酸痛，舌淡黯苔薄白，脉沉弱。刻下值经后，予"调经益冲任法"治之，选"加味二丹四物汤"加减。

方药：丹参15克，丹皮10克，当归10克，大白芍15克，熟地黄30克，茺蔚子15克，怀山药30克，怀牛膝15克，炒香附子10克（捣碎），路路通10克，川芎10克。

2011年3月10日复诊：上方连服5剂，诸症明显好转，脉舌同前。宗上方加减再进。

方药：丹参15克，丹皮10克，桃仁10克（捣碎），当归10克，赤芍15克，熟地黄30克，茺蔚子15克，怀山药30克，怀牛膝15克，炒香附子10克（捣碎），路路通10克，川芎10克。

2011年3月20日三诊：上方连服5剂，月经来潮，经色黯，夹少量血块，小腹微微作痛，舌淡黯苔薄白，脉沉弱。宗上方加减再进。

方药：丹皮10克，丹参15克，当归10克，川芎10克，熟地黄15克，赤芍10克，郁金10克，茺蔚子15克，炒香附子10克（捣碎），路路通10克，怀牛膝15克，桃仁10克（捣碎），红花6克。

2011年3月25日四诊：上方连服3剂，月经净，无不适，舌淡苔白，脉缓。予以"补肾调冲任法"治之。

方药：熟地黄30克，川续断15克，怀山药30克，当归10克，炒菟丝子30克（捣碎），枸杞子10克，茺蔚子15克，白术10克，鸡内金10克（捣碎）。

2011年4月1日五诊：上方连服4剂，精神较前好转。腰酸腿软、乏力诸症均解。舌淡苔薄白，脉缓。刻下值排卵期。予"通任助孕汤"加减治之(《临证要方》)。

方药：当归10克，熟地黄30克，茺蔚子10克，枸杞子10克，覆盆子10克，炒菟丝子15克（捣碎），赤芍10克，炒香附子10克（捣碎），路路通10克，红花10克，桃仁10克（捣碎），水蛭6克。

上方连服5剂，后月经至期未至，身即受孕。

例二：刘某，30 岁，2000 年 6 月 6 日来诊。据云：患者 6 年前剖腹产一女婴，刻下取环三年，夫妇同居未孕，多处求治，终未获愈。一年前，赴省城某医院检查"双侧输卵管粘连不通"，多次行通水术治疗，效果不显，终未得愈。患者伴纳差，身体消瘦，小腹胀痛，经期尤甚。月经量少，三天净，夹血块。刻下值经后，舌淡黯，有瘀点，脉弦。予"健脾补血益气法"治之。

方药：炒白术 30 克，白茯苓 10 克，党参 10 克，当归 10 克，鸡内金 10 克（捣碎），大白芍 30 克，熟地黄 30 克，炒香附子 10 克（捣碎），炒菟丝子 30 克（捣碎），陈皮 10 克。

2000 年 6 月 25 日复诊：上方连服 10 剂，纳增，身体较前好转。昨天月经来潮，未发腹痛。舌淡黯，脉弦。予"活血通任法"治之，选"加味二丹四物汤"加减。

方药：丹皮 10 克，丹参 15 克，当归 10 克，川芎 10 克，熟地黄 15 克，赤芍 10 克，炒香附子 10 克（捣碎），怀牛膝 10 克，延胡索 10 克（捣碎），茺蔚子 10 克，炒王不留行子 30 克，路路通 10 克，水蛭 6 克。

2000 年 7 月 1 日三诊：上方连服 3 剂，月经量明显增多，经色黯，夹杂血块。今天月经净，舌淡苔白，脉缓。予"调经，佐益气养血法"调治。

方药：当归 10 克，生黄芪 15 克，白术 10 克，白茯苓

10克，桃仁10克（捣碎），红花10克，炒王不留行子30克，丹参15克，水蛭6克。

上方连服10剂，月经至期未至，身即受孕！

例三：李某，23岁，未婚，2006年10月1日初诊。据云：月经18岁初潮。自月经来潮，一直错前落后，时二十天一至，时二三月一至。经行腹痛，色黯夹血块，时午后潮热，舌淡黯苔白，脉弦。刻下值经期，予"加味二丹四物汤"加减治之。

方药：丹皮10克，丹参15克，当归10克，大白芍15克，熟地黄15克，川芎10克，玫瑰花10克，炒香附子10克（捣碎），怀牛膝10克，延胡索10克（捣碎），路路通10克，炒王不留行子30克。

嘱：连服5剂，下次经前再诊。

2006年10月25日来诊。据云：近两天感腰酸痛乏力，小腹疼痛，感月经即将来潮。舌淡黯苔白，脉弦。

方药：丹皮10克，丹参15克，当归10克，熟地黄30克，大白芍20克，炒香附子10克（捣碎），路路通10克，怀牛膝20克，川芎10克。

上方服一剂，月经来潮，连服4剂，月经净。宗上方加减，连服3个月经周期，痛经除，月经亦调。

按：加味二丹四物汤具有活血化瘀、补肾调经之功。因月经不调而不孕育者服之，经调自然受孕。月经错前落后，乃瘀阻胞宫，故经行而不畅。瘀消络通，胞宫洁净，月经自调。输卵管粘连，阻塞不通而不孕育者，乃瘀血作祟，活血化瘀、散结，输卵管可通。

三、调经八珍汤

组成：当归10克，川芎10克，熟地黄30克，赤芍10克，党参10克，白茯苓10克，白术10克，甘草10克，茺蔚子15克，丹皮10克，丹参15克，炒香附子10克（捣碎）。

功能：益气养血，活血化瘀，调经助孕。

主治：女子气血虚弱，月经不调，月经量少，或月经落后，婚后久不孕育。

加减：气虚，动则喘息者，党参易人参；面色萎黄，月经量少，赤芍易白芍30克，当归加至15克；经行腹痛者，加路路通10克，炒王不留行子30克。

方解："四物汤"补血生血、养血，"四君子汤"健脾益气。"四物汤合四君子汤"为"八珍汤"，为气血双补之名方。香附子、丹皮、丹参乃调经之要药，茺蔚子调经益冲任。女子因气血虚弱，而月经不调，或婚后久不孕育者，服之效果明显！

例一：王某，20岁，未婚，2008年10月5日来诊。据云：15岁月经初潮，后月经不调，三个月至半年一至。

身体消瘦，面色萎黄。刻下停经两月余，舌淡苔薄白，脉沉弱。予"益气养血调经法"治之，取"调经八珍汤"加减。

方药：党参10克，白茯苓10克，炒白术15克，鸡内金10克（捣碎），当归10克，大白芍30克，熟地黄30克，川芎10克，丹参15克，茺蔚子15克，甘草10克，炒香附子10克（捣碎），红花6克，桃仁10克（捣碎）。

2008年10月15日复诊：上方连服5剂，精神较前好转。昨天月经来潮，无不适，舌淡苔薄白，脉沉弱。

方药：当归10克，赤芍10克，川芎10克，熟地黄15克，党参10克，炒白术15克，路路通10克，炒王不留行子30克，三棱10克，莪术10克，桃仁10克（捣碎）。

2008年10月20日三诊：上方连服3剂，月经净，脉舌同前。宗上方加减再进。

方药：大红参15克（切小块，吞服），白茯苓10克，炒白术10克，甘草10克，鸡内金10克（捣碎），当归10克，大白芍30克，熟地黄30克，川芎10克，炒香附子10克（捣碎），茺蔚子15克，三棱10克，莪术10克。

上方连服10剂，纳增，面泛红润，身体康复，后月经亦调。

例二：王某，30岁。2008年6月10日诊。患者6年前生一女婴，因产后未忌生冷，致月经不调症，后未避孕而未孕。刻下身体消瘦，面色萎黄，月经落后，量少，三天净。曾多处求治，终未得愈。观前医均治以调经、通经之法，所遣之药，诸如当归、赤芍、桃仁、红花之属。刻下值经后，舌淡苔白，脉沉弱，此乃气血虚弱。予"益气养血调经法"治之，选"调经八珍汤"加减。

方药：党参15克，白茯苓10克，炒白术15克，甘草10克，当归10克，川芎10克，大白芍30克，熟地黄30克，炒香附子10克（捣碎），丹参30克，茺蔚子15克，桃仁6克（捣碎），红花6克。

2008年6月30日复诊：上方连服10剂，饮食增加，面泛红润，身体较前好转。舌淡苔白，脉缓。昨天月经来潮，予"调经助孕法"治之。

方药：当归10克，川芎10克，赤芍10克，熟地黄15克，三棱10克，莪术10克，益母草15克，炒香附子10克（捣碎），桃仁6克（捣碎），红花6克。

2008年7月5日三诊：上方连服3剂，月经净，月经量较前增多。仍宗"益气养血"，以"调经助孕法"治之。

方药：大红参15克（切小块，吞服），白术15克，白茯苓10克，甘草10克，当归10克，川芎10克，大白芍30克，熟地黄15克，炒香附子10克（捣碎），桃仁6克（捣碎），红花6克。

上方连服5剂，后月经至期未至，身即受孕。

例三：李某，25 岁，2007 年 12 月 1 日诊。患者，婚后一年半，夫妇同居未孕（配偶精液常规检查"正常"）。月经 30～40 天一至，3 天净，白带清稀，伴纳差乏力，腰酸腿软，舌淡苔白，脉沉弱。刻下值经后，予"健脾益气养血法"治之，选"调经八珍汤"加减。

方药：炒白术 30 克，党参 10 克，白茯苓 10 克，甘草 10 克，当归 10 克，川芎 10 克，大白芍 30 克，熟地黄 15 克，炒香附子 10 克（捣碎），怀山药 30 克，茺蔚子 15 克。

2007 年 12 月 10 复诊：上方连服 5 剂，纳增，腰酸乏力明显好转。刻下值经前，舌淡苔白，脉弱。宗上方加减再进。

方药：炒白术 30 克，白茯苓 10 克，党参 10 克，甘草 10 克，当归 10 克，川芎 10 克，大白芍 30 克，熟地黄 30 克，炒香附子 10 克（捣碎），茺蔚子 15 克。

2007 年 12 月 20 日三诊：上方连服 5 剂，月经来潮，舌淡苔薄白，脉缓。予"调经助孕法"调治。

方药：当归 10 克，川芎 10 克，炒香附子 10 克（捣碎），桃仁 10 克（捣碎），红花 10 克，路路通 10 克，炒王不留行子 30 克，炒菟丝子 30 克（捣碎），郁金 10 克，益母草 15 克。

2007 年 12 月 25 日四诊：上方连服 3 剂，月经净，无不适，舌淡苔薄白，脉缓。予"补肾调冲任法"治之。

方药：熟地黄 30 克，当归 10 克，大白芍 30 克，炒菟丝子 30 克（捣碎），茺蔚子 15 克，枸杞子 10 克，巴戟天 10 克，仙灵脾 10 克，怀山药 30 克，白术 10 克，陈皮 10 克。

上方连服 10 剂，月经至期未至，尿妊娠检验"阳性"。

按：调经八珍汤，乃为气血双亏，致月经不调所设。此类患者不孕不育，乃因气血亏虚，不能荣养冲任而不能成孕。故治之必须补益气血以治本，气血旺盛，经自调！已婚女子，气血旺盛，月经调和，自能孕育。

四、四二五汤

组成：当归 10 克，川芎 10 克，大白芍 15 克，熟地黄 15 克，仙茅 10 克，仙灵脾 10 克，巴戟天 10 克，黄柏 6 克，知母 6 克，炒菟丝子 15 克（捣碎），枸杞子 10 克，沙苑子 10 克，覆盆子 10 克（捣碎），茺蔚子 10 克。

功能：调补气血，强肾益精。

主治：女子婚后久不孕育，腰膝酸软，月经稀发量少，性欲淡漠，幼稚子宫。

加减：无性欲，或性欲极度淡漠，乳房扁平，无阴毛者，加鹿茸 10 克，海马 10 克，轧细末，配丸徐服；脾虚纳差者，加炒白术 15 克，陈皮 10 克；月经量少腹痛者，白芍易赤芍。

方解：四物汤乃补血养血之方，二仙汤乃温补肾阳、滋补肾阴之方，五子衍宗丸乃补肾填精种子之方。三方合济，共奏补血益精、填补冲任之功。

例一：李某，26岁，2009年10月1日来诊。三年前，因夫妻不和分离。再婚一年半，夫妇同居未孕。患者月经20岁初潮，二三月一至，量少。伴腰酸腿软，性欲淡漠。妇科检查"阴道畅，幼稚子宫"。舌淡苔白，脉沉弱。刻下月经三个月未至。予"调经补冲任法"治之，选"四二五汤"加减。

方药：当归10克，川芎10克，熟地黄30克，大白芍15克，仙茅10克，仙灵脾10克，巴戟天10克，黄柏6克，知母6克，炒菟丝子15克（捣碎），枸杞子10克，沙苑子10克，覆盆子10克（捣碎），茺蔚子10克，鹿茸6克（轧细末冲服）。

2009年10月20日复诊：上方连服6剂，月经来潮，自觉乳房胀痛、腰酸腿软均明显好转。舌淡苔白，脉沉弱，予"调经补肾法"治之。

方药：当归10克，赤芍10克，炒香附子10克（捣碎），川芎10克，路路通10克，熟地黄15克，炒菟丝子15克（捣碎），枸杞子10克，茺蔚子10克，益母草15克。

2009年10月24日三诊：上方连服3剂，经血流下少量血块。今天月经净，无腹痛，舌淡苔白，脉沉弱。仍宗"补肾益冲任法"治之，选"四二五汤"加减。

方药：当归10克，川芎10克，熟地黄30克，大白芍15克，巴戟天10克，仙茅10克，仙灵脾10克，知母10克，黄柏6克，炒菟丝子15克（捣碎），枸杞子10克，覆盆子10克，茺蔚子10克，沙苑子10克，鹿茸6克（轧细末冲服）。配黄牛鞭炖服，一日一具。

2009年11月30日四诊：上方连服10剂，自觉乳房较前丰满，精神明显好转，性欲基本正常。近小腹坠痛，有来月经预兆。舌淡苔白，脉缓。

方药：当归10克，赤芍10克，川芎10克，桃仁10克（捣碎），红花6克，路路通10克，熟地黄15克，炒菟丝子15克（捣碎），益母草15克。

2009年12月5日五诊：上方服1剂，月经来潮；连服4剂，月经净，流下多枚血块，自觉体已康复。刻下值经后，仍予"补肾填冲任法"治之。

方药：当归30克，赤芍20克，熟地黄30克，巴戟天30克，仙茅30克，仙灵脾30克，黄柏15克，知母15克，炒菟丝子30克，枸杞子30克，茺蔚子30克，覆盆子30克，沙苑子30克，鹿茸15克，黄牛鞭50克（焙焦）。

上药共轧细末，水泛为丸，每服6克，一日两次。

上方未服完，月经应至未至，尿妊娠试验"阳性"，已受孕了。

例二：李某，23岁，2010年10月1日诊。据云：婚后两年余，夫妇同居未孕。配偶精液常规检查"正常"。患者身体消瘦，畏寒肢冷，腰酸乏力，乳房偏小，性欲淡漠，月经30～50天一至。经色淡量少，两天净。刻下停经40天。舌淡苔白，脉沉弱。予"四二五汤"加减治之。

方药：当归10克，熟地黄15克，赤芍10克，仙灵脾10克，仙茅10克，巴戟天10克，炒菟丝子15克（捣碎），枸杞子10克，茺蔚子19克，肉苁蓉10克，炒白术15克，黄柏6克，知母6克。

2010年10月12日复诊：上方连服5剂，月经来潮，腰酸痛，小腹微微作痛，舌淡苔白，脉沉弱。予"补肾调经法"治之。

方药：当归10克，赤芍10克，川芎10克，益母草15克，路路通10克，桃仁6克（捣碎），红花6克，炒王不留行子30克，炒菟丝子30克（捣碎），熟地黄15克，茺蔚子15克。

2010年10月20日三诊：上方服两剂，月经净，经量较前增多。刻下月经已净两天，舌淡苔白，脉沉弱。仍予"补肾调补冲任法"治之，选"四二五汤"加减。

方药：当归10克，川芎10克，赤芍10克，熟地黄15克，仙茅10克，仙灵脾10克，巴戟天10克，肉桂6克

（捣碎），炒菟丝子15克（捣碎），茺蔚子10克，覆盆子10克（捣碎），沙苑子15克，肉苁蓉10克。

上方连服10剂，身体康复。月经至期未至，恶心呕吐，舌淡苔白，脉弦滑，尿妊娠"阳性"。予"益气养血、健脾和胃法"治之。

例三：李某，17岁，2011年1月14日诊。据云：患者15岁初中辍学，即外出打工，至今月经未潮，家长谓"因长期在南方，水土不服，故月经不潮"。刻下纳差，面色萎黄，腰酸乏力，两乳房扁平。舌淡苔白，脉沉弱。予"益气养血、补肾、调冲任法"治之，选"四二五汤"加减。

方药：当归10克，赤芍10克，川芎10克，熟地黄15克，巴戟天10克，仙茅10克，仙灵脾10克，炒菟丝子15克（捣碎），枸杞子10克，茺蔚子15克，沙苑子15克，炒白术15克，白茯苓10克，鸡内金10克（捣碎）。

2011年1月24日复诊：上方连服5剂，纳增，精神较前好转，舌淡苔白，脉沉弱。宗上方加减再进。

方药：当归10克，大白芍15克，川芎10克，熟地黄15克，仙茅10克，仙灵脾10克，巴戟天10克，炒菟丝子15克（捣碎），枸杞子10克，覆盆子10克，沙苑子10克，炒白术15克，鸡内金10克（捣碎）。

2011年2月5日三诊：上方连服5剂，纳增，面泛红润，腰酸腿软明显减轻，舌淡苔白，脉沉弱。宗上方加减，轧细末配丸徐服。

方药：当归30克，炒白术30克，白茯苓30克，鸡内金30克，大白芍30克，炒菟丝子30克，熟地黄30克，仙茅30克，沙苑子30克，仙灵脾30克，巴戟天30克。

上药共轧细末，水泛为丸，每服6克，一日二次。服一月余，月经来潮。如法继服一月余，身体康复，后月经亦调！

按：四二五汤，乃补气养血、益冲任之剂。女子肾虚，先天亏虚，故月经不调，或月经迟迟不潮，或婚后久不孕育。气血虚弱，冲任失气血之充养，故月经不调或婚后久不受孕，予"培补气血、填补冲任之法"治之。血旺气和，冲任康健，月经自调，经调即易受孕。

五、不孕症"系列治疗"方

女子婚后久不孕育，夫妇双方检查，均未见异常者，可选中药，进行周期性系列治疗法，即予"调经、补肾、通任法"治之，即现代医学所谓"调经，促卵泡发育，促排卵，促黄体激素分泌"等法联合治疗，以达女子受孕之目的。

第三章 妇科方

具体实施方法：

1~4 天	5~11 天	12~16 天	17~24 天	25~28 天
经期	卵泡发育期	排卵期	黄体分泌期	经前期
温经汤	促卵泡发育汤	促排卵汤	促黄体分泌汤	活血调经汤

1. **温经汤**

组成：当归10克，川芎10克，赤芍10克，熟地黄15克，艾叶10克，炮姜6克，甘草6克。

功能：活血补血，温经调经，助孕。

主治：女子月经不调、不孕，经期服用。

方解：四物汤乃千古调经之宗方。加艾叶、炮姜温经散寒，胞宫洁净温暖，胚胎易于生发，经期服用，胎孕易成。

2. **促卵泡发育汤**

组成：怀山药15克，炒菟丝子15克（捣碎），肉苁蓉10克，制何首乌10克，熟地黄15克，女贞子15克（捣碎），旱莲草10克。

功能：益肾，滋补冲任，助孕。

主治：促使卵泡发育。

方解：月经净后，卵泡发育，故予诸补肾之剂。补肾培补冲任，以促卵泡发育成长。譬若农耕于粒饱满，即易成苗。

3. 促排卵汤

组成： 当归 10 克，丹参 15 克，赤芍 10 克，泽兰 10 克，红花 10 克，炒香附子 10 克（捣碎），桃仁 10 克（捣碎），川芎 10 克，炒王不留行子 15 克，路路通 10 克，怀牛膝 10 克，熟地黄 15 克，枸杞子 10 克，肉桂 5 克（捣碎）。

功能： 调经，通任助孕。

主治： 疏通输卵管，促使卵泡排出。

方解： 月经净后一周，姻蕴之时，为排卵期。故予诸活血通络之剂，以通冲任，酌加温补冲任之品，温补精血。精血旺，任脉通，何愁不能成孕？

4. 促黄体分泌汤

组成： 丹参 15 克，炙龟板 10 克（捣碎），枸杞子 10 克，女贞子 10 克（捣碎），怀山药 30 克，川续断 15 克，炒菟丝子 15 克（捣碎），肉苁蓉 10 克，旱莲草 10 克。

功能： 益精补肾，调补冲任。

主治： 促使黄体激素分泌。

方解： 女子月经净半月后，若胎孕已成，需黄体激素营养胎元，故予诸补肾之品以促黄体激素（即精微物质）之分泌，以营养原始之胚胎。

5. 活血调经汤

组成： 当归 10 克，赤芍 15 克，丹参 15 克，泽兰 10

克，炒香附子10克（捣碎），川芎10克，熟地黄15克，茺蔚子15克。

功能：养血活血，调经。

主治：促使月经来潮。

方解：若胎孕未成，则予四物汤酌加丹参、香附子等活血之剂，以促月经来潮。若已成孕，方中当归、地黄、茺蔚子乃补血益肾养胎之用。

例一：王某，26岁，2008年2月10日初诊。患者婚后三年余，夫妇同居未孕。配偶精液常规检查"正常"，妇科检查"输卵管通畅，卵泡发育正常"。月经调，28～35天一至，5天净，无腹痛，经血红，夹少量血块。舌淡红苔白，脉弦。刻下停经20天。予"活血调经汤"加减治之。

方药：当归10克，川芎10克，赤芍10克，路路通10克，炒香附子10克（捣碎），炒王不留行子30克，刘寄奴10克，泽兰10克，益母草15克。

2008年2月15日复诊：上方连服3剂，月经来潮。予系列治疗法治之，以观动静，首予"温经汤"加减。

方药：当归10克，川芎10克，赤芍10克，熟地黄15克，艾叶10克，炮姜6克，甘草10克，炒香附子10克（捣碎）。

2008年2月20日三诊：今日月经净，舌淡苔白，脉缓。予"补肾益冲任法"治之,选"促卵泡发育汤"加减。

方药:怀山药30克,炒菟丝子20克(捣碎),肉苁蓉10克,熟地黄30克,制何首乌10克,女贞子15克(捣碎),旱莲草15克,当归10克,陈皮10克。

2008年2月26日四诊:上方连服3剂,无不适,舌淡脉缓。刻下值排卵期,予"通任助孕法"治之,选"促排卵汤"加减。

方药:当归10克,丹参15克,赤芍10克,泽兰10克,红花6克,炒香附子10克(捣碎),桃仁10克(捣碎),川芎10克,炒王不留行子15克,路路通10克,怀牛膝15克,熟地黄15克,枸杞子10克,肉桂3克(捣碎)。

2008年3月6日五诊:上方连服3剂,无不适,舌淡苔白,脉缓。仍宗"补肾益冲任法"治之,选"促黄体分泌汤"加减。

方药:丹参15克,炙龟板10克(捣碎),枸杞子10克,女贞子10克,怀山药15克,川续断15克,炒菟丝子15克(捣碎),肉苁蓉10克,旱莲草10克。

2008年3月12日六诊:上方连服3剂,无不适。刻下值经前,舌淡苔白,脉缓。予"活血通经法"治之。

方药:当归10克,赤芍10克,川芎10克,炒香附子

10克（捣碎），路路通10克，丹皮10克，丹参10克，炒王不留行子30克，熟地黄15克，茺蔚子15克。

上方服两剂，月经来潮。仍宗系列治疗法治之，一个月后即受孕。

例二：李某，33岁，2009年1月5日初诊。据云：10年前顺产一女婴。后夫妇同居，终未怀孕。检查双侧输卵管粘连不通，经治疗输卵管已通畅。配偶精液常规检查"正常"。月经30～40天一至，5天净，经期小腹稍痛，经血夹少量血块。刻下值经期。宗女子不孕系列治疗法治之。连服两个周期，即已受孕。

按：女子婚后，或产后（流产），夫妇同居未避孕，而久不孕育，双方检查，均未见生殖功能异常，或调经，或补肾等法治之，仍不孕育者，可予调经、补肾、通任、促黄体激素（性激素）分泌等法联合治疗，可获愈痊。若单独调经，虽经调，然肾虚，即卵泡发育不良，甚或卵泡不发育，岂能孕育？即使卵泡成熟排出，然月经不调，或输卵管粘连不通，又岂能受孕？故治女子不孕者，调经、补肾、通任等诸法联合施治，徐徐调治，即可获愈。

六、补肾八珍汤

组成：熟地黄30克，当归10克，川芎10克，大白芍15克，党参10克，白术10克，白茯苓10克，锁阳10克，枸杞子 10 克，巴戟天 10 克，肉苁蓉 10 克，甘草 10 克。

功能：益气养血，温补精血，滋补冲任。

主治：气血虚弱，腰酸腿软，月经不调，婚后或产后（流产）未避孕而久不孕育。

加减：腰酸腿软者，加炒菟丝子 30 克（捣碎），炒杜仲 30 克。

方解：八珍汤乃气血双补之名方。巴戟天、肉苁蓉、枸杞子、锁阳、杜仲、菟丝子益肾补冲任。气旺血和，肾精充盛，月经调和，何愁孕育之难！

例一：李某，25 岁，2011 年 10 月 1 日诊。据云：婚后夫妇同居 3 年未孕。配偶精液常规检查"正常"。患者月经 30~40 天一至，5 天净，量一般。伴纳差，面色萎黄，经期腰痛甚，舌淡苔白，脉沉弱。刻下值经后，此乃气血虚弱也。宜"益气养血、补肾法"调治，取"补肾八珍汤"加减。

方药：当归 10 克，熟地黄 30 克，川芎 10 克，赤芍 10 克，党参 10 克，炒白术 15 克，白茯苓 10 克，甘草 10 克，肉苁蓉 10 克，巴戟天 10 克，锁阳 10 克，炒菟丝子 15 克（捣碎），枸杞子 10 克。

2011 年 11 月 10 日复诊：上方连服 5 剂，仍纳差，困倦乏力，余无不适。舌淡苔白，脉沉弱。宗上方加减再进。

方药：炒白术 30 克，鸡内金 10 克（捣碎），白茯苓

10克，炙甘草10克，当归10克，党参10克，大白芍15克，川芎10克，炒菟丝子30克（捣碎），巴戟天10克。

2011年10月20日三诊：上方连服5剂，纳增，腰酸乏力除，舌淡苔白。昨天来月经，宗"调经助孕法"治之。

方药：当归10克，赤芍10克，川芎10克，炒香附子10克（捣碎），桃仁10克（捣碎），红花10克，路路通10克，炒王不留行子30克，熟地黄15克，茺蔚子15克。

2011年10月26日四诊：上方连服3剂，月经净，经血流下甚多血块，舌淡苔白，脉缓。仍宗"补肾、益气养血法"治之，选"补肾八珍汤"加减。

方药：巴戟天10克，炒菟丝子30克（捣碎），枸杞子10克，炒杜仲30克，肉苁蓉10克，当归10克，熟地黄15克，炒白术15克，党参10克，白茯苓10克，甘草10克。

上方连服5剂，纳增，腰酸乏力除，至期月经未至，已受孕了。

例二：李某，33岁，2011年2月20日初诊。据云：10年前生一女婴，后夫妇同居未避孕而未再孕。多处检查并多处调治，终未获愈，经介绍求愚诊治。观男女双方多处检查，未见任何器质性病变。刻下患者面色萎黄，精神欠佳。自述纳谷不香，倦怠乏力，伴头晕耳鸣，白带量少，阴道干涩,月经 40 天一至,色淡量少。舌淡苔白,脉沉弱。此乃气血虚弱。予"益气养血、培补冲任法"治之,取"补肾八珍汤"加减。

方药:党参 10 克,炒白术 15 克,白茯苓 10 克,甘草 10 克,当归 10 克,川芎 10 克,熟地黄 15 克,炒菟丝子 30 克(捣碎),巴戟天 10 克,枸杞子 10 克,肉苁蓉 10 克,五味子 10 克(捣碎)。

2011 年 2 月 28 日复诊:上方连服 5 剂,诸症好转。昨天月经来潮,舌淡苔白,脉沉弱。予"调经助孕法"治之。

方药:当归 10 克,川芎 10 克,赤芍 10 克,炒香附子 10 克(捣碎),红花 6 克,桃仁 6 克(捣碎),路路通 10 克,炒王不留行子 30 克,熟地黄 15 克,茺蔚子 15 克,益母草 15 克。

2011 年 3 月 6 日三诊:上方连服 3 剂,月经净,无不适。舌淡苔白,脉沉弱。仍宗"益气养血、补冲任法"治之,取"补肾八珍汤"加减,以观动静。

方药:党参 15 克,白茯苓 10 克,炒白术 15 克,甘草 10 克,当归 10 克,熟地黄 15 克,茺蔚子 15 克,枸杞子 10 克,炒菟丝子 20 克(捣碎),巴戟天 10 克,肉苁蓉 10 克,大白芍 15 克。

上方连服 10 剂,腰酸乏力除,纳增,自觉身体康复,至期月经未至，即已受孕。

例三：刘某，42岁，2010年4月10日来诊。据云：患者婚后一直未孕。配偶精子活动率较差，精子较少，经多年调治，耗资巨大，精子活动率已基本正常，但其仍不怀孕，经介绍来我处就诊。患者身体消瘦，面色萎黄，伴腰酸腿软，倦怠乏力，舌淡苔白，脉沉弱。此乃气血虚弱，冲任失充。予"益气养血、培补冲任法"治之，取"补肾八珍汤"加减。

方药：党参15克，炒白术15克，白茯苓10克，甘草10克，当归10克，川芎10克，熟地黄15克，大白芍15克，炒菟丝子15克（捣碎），肉苁蓉15克，枸杞子10克，巴戟天10克，怀山药30克。

2010年4月30日复诊：上方连服10剂，自觉症状好转。昨天月经来潮，舌淡苔白，脉沉弱。予"调经助孕法"治之。

方药：当归10克，川芎10克，赤芍10克，熟地黄15克，红花6克，桃仁10克（捣碎），路路通10克，炒香附子10克（捣碎），炒王不留行子30克，茺蔚子15克，益母草15克。

2010年5月5日三诊：上方连服3剂，月经净，无不适。仍宗"益气养血、培补冲任法"调治，选"补肾八珍汤"加减，配丸药徐服。

方药：熟地黄 30 克，人参 30 克，当归 30 克，大白芍 30 克，炒白术 30 克，炒菟丝子 30 克，巴戟天 30 克，茺蔚子 30 克，怀山药 30 克，仙茅 30 克，枸杞子 30 克，紫河车 30 克，白茯苓 30 克。

上药共轧细末，水泛为丸，每服 6 克，一日二次。如法服两月余，后月经至期未至，身即受孕。

按：补肾八珍汤，即八珍汤加补肾填补冲任之剂。八珍汤乃培补气血、滋补后天之方，补肾乃滋补先天之剂。气血虚弱，胞宫失后天之荣养；先天不足，冲任失充；故婚后迟迟不能孕育。益气养血，填补冲任，先后天同治，徐徐调养，故能受孕。先后天不足之不孕，治之非一日之功。

七、补肾养冲汤

组成：熟地黄 15 克，怀山药 15 克，枸杞子 10 克，沙苑子 10 克，覆盆子 10 克，炒菟丝子 15 克（捣碎），肉苁蓉 10 克，巴戟天 10 克，锁阳 10 克，仙茅 10 克，仙灵脾 10 克，炒补骨脂 10 克（捣碎）。

功能：填补肾精，温补奇经，调养冲任。

主治：女子月经量少，三五月一至，甚者闭经。子宫发育不良，婚后久不孕育。

加减：纳差胀满者，加炒白术 15 克，鸡内金 10 克

（捣碎）；阴虚火旺者，加知母10克，黄柏10克。

方解：熟地黄、怀山药乃补肾、滋补肾阴之佳品，枸杞子、沙苑子、覆盆子、菟丝子乃填补肾精、种子之良药，锁阳、巴戟天、仙茅、仙灵脾、肉苁蓉、补骨脂乃温补肾阳、填补冲任之精品。诸药合济，既补肾阴，又补肾阳，既填补肾精，又滋补冲任，因肾精亏虚不育者，服之效显著。

例一：魏某，22岁，未婚，2011年3月10日初诊。据云：患者20岁月经初潮，月经一年一至，点滴而净，身体发育一般，平时无不适，唯感腰膝酸软，乏力，两乳房扁平，舌淡苔白，脉沉弱。此乃肾虚也，予"补肾填冲任法"治之，取"补肾养冲汤"加减。

方药：熟地黄30克，仙茅10克，仙灵脾10克，巴戟天10克，怀山药30克，炒菟丝子30克（捣碎），枸杞子10克，覆盆子10克（捣碎），肉苁蓉10克，沙苑子10克，炒补骨脂10克（捣碎），锁阳10克，知母10克，黄柏10克。

2011年3月20日复诊：上方连服5剂，无不适。宗上方加减配丸药徐服。

方药：熟地黄60克，怀山药60克，巴戟天60克，仙茅60克，仙灵脾60克，肉苁蓉60克，覆盆子60克，鹿茸30克，炒菟丝子60克，茺蔚子60克，当归60克，枸杞子60克，炒白术60克，知母30克，黄柏30克。

上药共轧细末，水泛为丸，每服6克，一日二次。

2011年4月15日三诊：今天月经来潮，色黯夹血块，小腹坠痛，舌淡黯苔薄白，脉沉弱。嘱：丸药停服，予"活血调经法"治之，服下方。

方药：当归10克，赤芍10克，川芎10克，桃仁6克（捣碎），红花6克，炒香附子10克（捣碎），炒王不留行子30克，路路通10克，熟地黄30克，茺蔚子10克，延胡索10克（捣碎），益母草15克。

2011年4月20日四诊：昨天月经净，舌淡苔白，脉缓。继续服原药丸，以观动静。

2011年5月15日五诊：今天月经来潮，无腹痛，脉舌同前。仍宗"活血调经法"治之。

方药：当归10克，川芎10克，大白芍15克，炒香附子10克（捣碎），炒王不留行子30克，路路通10克，熟地黄30克，茺蔚子15克，红花6克，桃仁6克（捣碎），益母草15克。

2011年8月20日六诊：上方连服3剂，月经净。仍宗"补肾填冲任法"治之，配丸药徐服。

方药：熟地黄60克，怀山药60克，巴戟天60克，仙茅60克，仙灵脾60克，肉苁蓉60克，覆盆子60克，鹿茸30克，炒菟丝子60克，茺蔚子60克，当归60克，枸杞子60克，炒白术60克，知母30克，黄柏30克。

上药共轧细末，水泛为丸，每次6克，一日二次。徐服两月余，身体康复，后月经亦调。

例二：康某，25岁，2009年10月5日初诊。据云：患者一年前因婚后久不怀孕，夫妻分手。刻下再婚三年余，夫妇同居未孕。配偶精液常规检查"正常"。月经稀发量少，二三月一至，两天净，经色淡。本人性欲极度淡漠，患者面色萎黄，伴畏寒肢冷，倦怠乏力。刻下停经两月余，尿妊娠试验"阴性"。舌淡苔白，脉沉弱。予"补肾填冲任法"治之，选"补肾养冲汤"加减。

方药：熟地黄30克，炒菟丝子30克（捣碎），枸杞子10克，茺蔚子15克，当归10克，沙苑子10克，巴戟天10克，炒补骨脂10克（捣碎），仙茅10克，仙灵脾10克，覆盆子10克（捣碎），肉桂6克（捣碎）。

2009年10月15日复诊：上方连服5剂，畏寒肢冷减轻，精神较前好转。昨天来月经，无腹痛，无不适，舌淡苔白，脉缓。予"调经助孕法"治之。

方药：当归10克，川芎10克，赤芍10克，红花10克，桃仁10克（捣碎），炒香附子10克（捣碎），熟地黄30克，炒王不留行子30克，路路通10克，益母草15克，茺蔚子15，怀山药15克。

2009年10月20日三诊：上方连服两剂，月经净。刻下值经后,脉舌同前,仍予"益肾补冲任法"调治,选"补肾养冲汤"加减。

方药:当归 10 克,炒白术 15 克,熟地黄 30 克,仙茅 10 克,仙灵脾 10 克,巴戟天 10 克,炒菟丝子 30 克(捣碎),枸杞子 10 克,炒补骨脂 10 克(捣碎),沙苑子 10 克,覆盆子 10 克(捣碎),肉苁蓉 10 克。

2009 年 11 月 15 日四诊:上方连服 10 剂,畏寒肢冷除,诸症大减,昨天来月经,无腹痛。舌淡苔白,脉缓。予"调经助孕法"治之。

方药:当归 10 克,赤芍 10 克,川芎 10 克,红花 10 克,桃仁 10 克(捣碎),炒香附子 10 克(捣碎),泽兰 10 克,熟地黄 15 克,茺蔚子 15 克,益母草 15 克。

2009 年 11 月 20 日五诊:上方连服 3 剂,月经净。仍宗"补肾填冲任法"治之,选"补肾养冲汤"加减。

方药:熟地黄 30 克,茺蔚子 15 克,巴戟天 10 克,仙茅 10 克,仙灵脾 10 克,肉苁蓉 10 克,炒白术 15 克,当归 10 克,炒菟丝子 30 克(捣碎),枸杞子 10 克,炒王不留行子 30 克,路路通 10 克,肉桂 5 克(捣碎)。

上方连服 10 剂,月经至期未至,身即受孕。

例三:杨某,27 岁,2010 年 10 月 5 日诊。据云:婚后四年余,夫妇同居未孕。月经二三月一至,量少,无腹痛。刻下停经两月余,伴腰酸腿软,性欲淡漠。妇检:阴道通畅，无阴毛，乳房扁平，幼稚子宫。舌淡苔白，脉沉弱。此乃肾虚也，予"补肾益冲任法"治之，选"补肾养冲汤"加减。

方药：熟地黄30克，炒菟丝子30克（捣碎），仙茅10克，仙灵脾10克，炒白术15克，巴戟天10克，当归10克，怀山药30克，赤芍10克，茺蔚子15克，肉苁蓉10克，覆盆子10克。

2010年10月15日复诊：上方连服5剂，月经来潮，无不适，脉舌同前，予"调经助孕法"治之。

方药：当归10克，赤芍10克，川芎10克，泽兰10克，炒香附子10克（捣碎），路路通10克，炒王不留行子30克，熟地黄30克，桃仁10克（捣碎），红花10克，茺蔚子15克，益母草15克。

2010年10月20日三诊：上方连服3剂，月经净，无不适，脉舌同前。仍宗"补肾益冲任法"治之。

方药：熟地黄60克，炒菟丝子60克，炒白术60克，仙茅60克，巴戟天60克，仙灵脾60克，鹿茸30克，肉苁蓉60克，覆盆子60克，炒白术60克，当归60克，怀山药60克，黄柏20克，知母20克。

上药共轧细末，水泛为丸，每服6克，一日二次。徐服两月余，身体康复，未尽剂，身受孕矣。

按：补肾养冲汤，乃为治女子先天虚亏，肾精不足，天癸虚弱，婚后久不孕育所设。冲任亏虚不孕，医以活血化瘀调经治之，乃谬矣。肾精不足，真元亏虚，精卵不健，调经岂能受孕？故大补精血，培补真元，肾气旺盛，冲任充盈，卵泡健壮，男女媾合，方能成孕。

第三节 胎孕方

一、凉血安胎饮

组成：生地黄20克，当归10克，栀子10克（捣碎），藕节10克，大白芍10克，黄芩10克，桑寄生15克，阿胶10克（烊化兑服），甘草10克。

功能：凉血止血，清热安胎。

主治：女子妊娠中后期，热盛，小便黄赤，大便干结，鼻衄，或牙龈出血。

加减：热盛，口舌生疮者，加金银花15克，黄连10克（捣碎）；纳差者，加炒白术15克，陈皮10克；伴胎动不安者，加川续断15克，炒菟丝子15克（捣碎）。

方解：生地黄、栀子、白芍、黄芩清热凉血，当归、阿胶、桑寄生、生地黄养血安胎，栀子、藕节凉血止血，甘草清热、调和诸药，全方共奏清热凉血、安胎之功。

例一：刘某，怀孕六月余，咽喉肿痛，口干少津，大便干结，小便短赤，并反复鼻衄。舌红苔白，脉弦滑。予"清热凉血、安胎止血法"治之，取"凉血安胎饮"加减。

方药：生地黄15克，栀子10克（捣碎），藕节10克，当归10克，麦门冬10克，桑寄生15克，大白芍10克，黄芩10克，阿胶10克（烊化兑服），甘草10克。

复诊：上方服一剂，鼻衄止。仍口干少津，大便干结，小便短赤，舌红少津，脉弦滑。宗上方酌加生津润燥之剂再进。

方药：当归15克，生地黄20克，麦门冬15克，栀子10克（捣碎），阿胶15克（烊化兑服），黄芩10克，桑寄生15克，甘草10克，玄参15克，炒菟丝子30克（捣碎）。

三诊：上方连服3剂鼻衄未作，大便日行一次，舌红，脉滑，宗上方加减再进。

方药：当归10克，大白芍10克，黄芩10克，栀子10克（捣碎），桑寄生15克，阿胶10克（烊化兑服），白术15克，藕节10克，甘草10克。

上方连服3剂，鼻衄未作，胎安，遂停药。

例二：刘某，27岁，2009年10月2日来诊。据云：怀孕八月余，近感口干少津，时鼻衄。大便干结，小便短赤。今早又发鼻衄，量较多，前来我处就诊。舌红苔白，脉弦滑。予"清热安胎、凉血止血法"治之，取"凉血安胎饮"加减。

方药：当归10克，生地黄15克，藕节10克，栀子10克（捣碎），黄芩10克，桑寄生15克，阿胶10克（烊化兑服），大白芍10克，麦门冬15克，甘草10克。

复诊：上方连服两剂，鼻衄未作，二便调，舌红苔白，脉弦滑。仍宗"清热安胎法"加减再进。

方药：当归10克，大白芍15克，生地黄15克，黄芩10克，藕节10克，栀子10克（捣碎），桑寄生15克，白术10克，阿胶10克（烊化兑服），炒菟丝子30克（捣碎），甘草10克。

上方连服3剂，胎安，鼻衄未作，口干少津除，二便调和。

例三：王某，46岁，患者近十年未孕，今怀孕四月后即口舌生疮，小便短赤，大便干结，时有鼻衄，多处求治，症状时轻时重。刻下上述诸症悉具，自觉倦怠乏力，舌红少苔，脉弦滑。予"清热凉血、止血、安胎法"治之，取"凉血安胎饮"加减。

方药：当归10克，生地黄15克，大白芍10克，藕节10克，黄芩10克，金银花15克，黄连10克（捣碎），栀子10克（捣碎），阿胶10克（烊化兑服），桑寄生15克，甘草10克。

复诊：上方连服3剂，鼻衄未作，诸症均减轻，脉舌同前。宗上方加减再进。

方药：当归 10 克，生地黄 15 克，大白芍 10 克，金银花 15 克，黄芩 10 克，栀子 10 克（捣碎），藕节 10 克，桑寄生 15 克，甘草 10 克。

三诊：上方连服 3 剂，诸症均解，舌红，脉滑。宗上方加减再进。

方药：当归 10 克，生地黄 15 克，大白芍 10 克，栀子 10 克（捣碎），黄连 10 克（捣碎），黄芩 10 克，阿胶 10 克（烊化兑服），桑寄生 15 克，甘草 10 克。

上方连服 3 剂，诸症除，遂停药。

按：女子妊娠中后期，胎儿渐成熟，易生火热，阴津受火热煎熬，故口舌生疮。火曰炎上，火热上越，故易鼻衄出血。故治女子妊娠期间鼻衄出血，宜清热凉血安胎治之。因妊娠期间，治病与保胎同时并举，治病不保胎易伤胎。故不宜遣重坠下行之剂，重坠之剂易伤胎。

二、妊娠合并黄疸肝炎方

组成：茵陈 30 克，白茅根 30 克，半枝莲 10 克，黄柏 10 克，栀子 10 克（捣碎），黄芩 10 克，白术 10 克，桑寄生 15 克，板蓝根 30 克，鸭跖草 10 克。

功能：清热利尿，除黄安胎。

主治：妊娠期间，湿热阻滞，黄疸型肝炎。

加减： 发热者，加金银花 15 克，连翘 10 克；纳差者，加鸡内金 10 克，白茯苓 10 克；小便短赤者，加车前子 10 克，萹蓄 10 克。

方解： 茵陈、白茅根利尿退黄，半枝莲、黄柏、黄芩、板蓝根清热解毒，桑寄生、白术、黄芩、栀子清热安胎。诸药共济，共奏清热利尿、退黄、安胎之功。

例一： 王某，30 岁，怀孕七月余，近发热，午后尤甚，治疗十余天，热未退，前来我处就诊。刻下发热，伴纳差胀满、困倦乏力。测体温 37.4℃，大便干结，小便短赤，面色萎黄，眼球黄染。超声波提示"胎儿发育正常"。舌红苔白腻，脉弦滑。予"清热退黄安胎法"治之。

方药： 茵陈 30 克，白茅根 15 克，栀子 10 克（捣碎），半枝莲 15 克，黄柏 10 克，黄芩 10 克，板蓝根 15 克，白术 15 克，桑寄生 15 克，柴胡 6 克。

复诊： 上方服 1 剂，热退。连服 3 剂，黄疸明显减轻。仍小便短赤，纳差胀满，舌红苔白腻，脉弦滑。宗上方加减再进。

方药： 茵陈 30 克，栀子 10 克（捣碎），黄芩 10 克，炒白术 15 克，焦山楂 15 克，半枝莲 10 克，黄柏 10 克，板蓝根 15 克，桑寄生 15 克，阿胶 15 克（烊化兑服）。

三诊： 上方连服 3 剂，未发热，黄疸退，纳增。舌淡苔白，脉弦滑。宗上方加减再进。

方药：茵陈15克，板蓝根15克，栀子10克（捣碎），黄芩10克，白术15克，半枝莲10克，桑寄生15克，陈皮10克，白茯苓10克，甘草10克，阿胶15克（烊化兑服）。

上方连服5剂，黄疸退，胎安，身体康复。

例二：邱某，30岁，怀孕五月余。近因发热不退，前来我处就诊。刻下发热，测体温37.8℃，伴纳差乏力，大便干结，小便短赤，面色萎黄，眼球黄染。超声波探查"胎儿发育正常"。舌淡苔白腻，脉弦滑。予"清热退黄安胎法"治之。

方药：茵陈30克，白茅根15克，板蓝根30克，半枝莲15克，黄芩10克，黄柏10克，栀子10克（捣碎），炒白术15克，白茯苓10克，桑寄生15克，连翘10克，阿胶15克（烊化兑服）。

复诊：上方连服3剂，热退，黄疸减轻。仍大便干结，小便短赤，纳差胀满，舌淡苔白腻，脉弦滑。宗上方加减再进。

方药：茵陈15克，板蓝根15克，黄芩10克，黄柏10克，栀子10克（捣碎），当归15克，炒白术15克，白茯苓15克，桑寄生15克，甘草10克，鸡内金10克（捣碎）。

三诊：上方连服3剂，黄疸除，未发热，纳增，二便调,脉舌同前。宗上方加减再进,以资巩固。

方药: 茵陈10克,板蓝根15克,栀子10克(捣碎),黄芩10克,半枝莲10克,桑寄生15克,阿胶15克(烊化兑服),炒白术15克,当归10克,白茯苓10克,甘草10克。

上方连服3剂,诸症除。超声波探查"胎儿发育正常"。

例三:李某,28岁,2013年4月10日诊。患者怀孕六月余,近因发热,医院确诊为"妊娠并发黄疸型肝炎",前来我处就诊。刻下口干发热。测体温37.4℃,眼球黄染,溲赤染地,伴纳差,大便干结,舌红苔薄白,脉弦滑。予"清热退黄安胎法"治之。

方药: 茵陈30克,白茅根15克,板蓝根15克,黄芩10克,黄柏10克,柴胡6克,栀子10克(捣碎),桑寄生15克,半枝莲10克,阿胶15克(烊化兑服),当归10克。

2013年4月13日复诊:上方连服两剂,热退,黄疸退强半。仍纳差胀满,困倦乏力,脉舌同前。宗上方加减再进。

方药: 茵陈30克,板蓝根15克,黄芩10克,栀子10克(捣碎),桑寄生15克,炒白术15克,白茯苓10克,鸡内金10克(捣碎),半枝莲10克。

2013年4月20日三诊：上方连服5剂，热退黄消，纳谷正常。宗上方加减再进，以资巩固。

方药：茵陈10克，白术10克，白茯苓10克，当归10克，黄芩10克，半枝莲10克，栀子10克（捣碎），桑寄生15克，阿胶15克（烊化兑服），甘草10克。

上方连服5剂，体康复。超声波探查"胎儿发育正常"。

按：女子妊娠期间，血聚养胎，体虚易受外邪侵袭，肝胆受邪，湿热浸淫，胆汁外溢，发为黄疸。故清热利湿以除黄，健脾补肾以养胎。热退黄消，胎即可安。

三、安胎搜风汤

组成：当归10克，大白芍15克，夏枯草15克，钩藤15克，生地黄15克，玄参15克，白茯苓10克，大腹皮15克，冬瓜皮15克，炙龟板10克（捣碎），桑寄生15克，泽泻10克，阿胶15克（烊化兑服）。

功能：柔肝熄风，清热利尿，养血安胎。

主治：女子妊娠中后期，下肢浮肿，头昏目眩，血压升高。

加减：下肢肿甚，伴头昏目眩者，加白术10克；大便干结者，生地加至30克，当归加至30克。

方解：方中白茯苓、大腹皮、冬瓜皮、泽泻利水消肿，夏枯草、钩藤、龟板、白芍平肝搜风，生地黄、白芍、玄参清热，滋阴潜阳，桑寄生、当归、阿胶养血安胎。诸药合济，共奏养血搜风、消肿安胎之功。

例一：王某，28岁。据云：怀孕七月余，一月前渐觉乏力，两脚面浮肿，服药肿未消，症未解，前来我处就诊。刻下双下肢肿甚，两脚肿硬胀痛，伴头昏头晕，测血压140/90mmHg，舌红苔薄，脉弦。此乃妊娠后期，阴血聚下养胎，阳气失运，水湿潴留，故下肢浮肿，头昏头晕。宜"清热消肿安胎法"治之，选"安胎搜风汤"加减。

方药：白茯苓10克，大腹皮15克，冬瓜皮15克，泽泻10克，夏枯草15克，钩藤15克，大白芍15克，炙龟板10克（捣碎），当归10克，桑寄生15克，阿胶15克（烊化兑服）。

复诊：上方连服3剂，下肢肿消，头昏头晕减轻，脉舌同前。宗上方加减再进。

方药：当归10克，大白芍15克，白茯苓15克，泽泻10克，白术15克，夏枯草10克，钩藤10克，炙龟板10克（捣碎），桑寄生15克，阿胶15克（烊化兑服）。

上方连服5剂，头昏头晕除，下肢未肿胀，至期顺产一女婴。

例二：张某，30岁，2013年10月3日诊。据云：怀孕九月余，下肢肿甚，前来我处就诊。刻下下肢肿甚，伴头晕目眩，困倦乏力，大便干结，小便短赤。测血压150/100mmHg，舌红苔白，脉弦。此乃妊娠后期，将至临产，阴血聚下养胎，阴不敛阳，致肝阳上浮于上。宜滋阴潜阳、搜风治之。

方药：大白芍30克，炙龟板15克（捣碎），生地黄30克，玄参30克，白茯苓15克，大腹皮30克，冬瓜皮30克，当归15克，桑寄生15克，夏枯草15克，钩藤15克。

2013年10月16日复诊：上方连服3剂，下肢肿消强半，头昏头晕除。近两天腹痛，考虑临产，遂入县医院，翌日顺产一男婴。

例三：刘某，23岁，怀孕八月余，下肢浮肿，伴头昏头晕，前来我处就诊。刻下头晕，伴胸胁胀满，下肢浮肿，按之没指。测血压：140/90mmHg。口苦咽干，目眩，大便干结，小便短赤，舌红少苔，脉弦滑。予"平肝潜阳滋阴、安胎搜风、利尿法"治之。

方药：炙龟板10克（捣碎），生地黄30克，玄参30克，夏枯草15克，钩藤15克，当归15克，桑寄生15克，阿胶15克（烊化兑服），茵陈10克，大腹皮30克。

复诊：上方连服3剂，头晕目眩减轻，二便调。然下肢浮肿未减，脉舌同前。宗上方加减再进。

方药：当归15克，白茯苓10克，大腹皮30克，冬瓜皮 30 克，泽泻 10 克，夏枯草 15 克，钩藤 15 克，桑寄生 15 克，阿胶 15 克（烊化兑服），炙龟板 10 克（捣碎）。

三诊：上方连服 3 剂，浮肿消，头晕目眩除，胎安。宗上方加减再进，以资巩固。

方药：当归 15 克，白茯苓 10 克，泽泻 10 克，夏枯草 15 克，钩藤 15 克，桑寄生 15 克，阿胶 15 克（烊化兑服），炙龟板 10 克（捣碎）。

上方连服 3 剂，无不适，遂停药。

按：女子妊娠后期，胎儿渐成熟，胎盛灼阴，肝阳易浮越上亢，故见头晕目眩之症。脾阳失其温煦，肾阳失其气化，水湿失运，潴留下焦，故见下肢浮肿。治宜滋阴潜阳以熄风，利尿养血以安胎，乃肿消则胎安。

第四节 其　他

一、乳痛汤

组成：全瓜蒌 15 克（捣碎），炒牛蒡子 10 克（捣碎），蒲公英 30 克，炒王不留行子 15 克，金银花 30 克，连翘 10 克，黄芩 10 克，制香附子 10 克（捣碎），红花 6 克。

功能：清热解毒，理气散结消肿。

主治：女子哺乳期，乳汁稽留乳房不下，或下而不畅；发热恶寒，乳房红肿热烫。

加减：发热者，加生石膏30克（捣碎）；大便干结者，加大黄10克（后下）；乳汁点滴不下者，加漏芦15克，通草15克。

方解：方中瓜蒌、王不留行子通乳散结，金银花、蒲公英、黄芩、牛蒡子、连翘清热解毒消肿，青皮、香附子理气散结，红花活血化瘀。诸药合济，共奏清热消肿、散结通乳之功。

例一：王某，22岁，产后半月余。今感觉左乳热烫，头痛，前来我处就诊。刻下发热，测体温38.3℃，头晕乏力，左乳房胀痛，触之质硬热烫，皮色红，乳汁下之甚少，舌红苔白，脉弦。嘱之：用手按压左乳房，促使稽留乳汁排出，内服"乳痛方"。

方药：蒲公英30克，金银花30克，全瓜蒌15克（捣碎），连翘10克，炒牛蒡子15克（捣碎），黄芩10克，炒王不留行子30克，薄荷叶10克。

复诊：上方服一剂热退；连服两剂，乳房肿消。唯乳房触之较硬，压痛，乳汁下之不多，舌红苔白，脉弦。宗上方加减再进。

方药：蒲公英30克，金银花15克，全瓜蒌15克（捣碎），漏芦15克，通草10克，炒王不留行子30克，炒香附子 10 克（捣碎），红花 6 克，甘草 10 克。

上方服 3 剂，乳房硬结消，乳汁分泌正常。

例二： 赵某，21 岁，产后 20 天，不慎左乳房挤压，红肿热痛，前来我处就诊。刻下发热，头痛乏力，测体温 38.2℃。左乳房红肿热烫，口渴，舌红苔白，脉弦。

方药： 金银花 30 克，连翘 10 克，蒲公英 30 克，全瓜蒌 15 克（捣碎），炒王不留行子 30 克，炒牛蒡子 15 克（捣碎），黄芩 10 克，甘草 10 克。

复诊： 上方服一剂，热退，肿消强半，脉舌同前。宗上方加减再进。

方药： 金银花 30 克，蒲公英 30 克，全瓜蒌 15 克（捣碎），连翘 10 克，炒牛蒡子 15 克（捣碎），漏芦 10 克，通草 15 克，黄芩 10 克，甘草 10 克。

三诊： 上方连服两剂，热退肿消，乳汁分泌基本正常。宗上方加减再进。

方药： 蒲公英 30 克，全瓜蒌 10 克（捣碎），路路通 10 克，漏芦 10 克，炒王不留行子 30 克，通草 10 克，炒香附子 10 克（捣碎），红花 6 克，甘草 10 克。

上方连服 3 剂，乳房肿块消失，乳汁分泌正常。

按： 女子哺乳期，不慎挤压乳房，使乳汁排而不畅，稽留乳房，腐败乳汁熏蒸乳肌，血流不畅，血乳混合，乳房即红肿矣，宜通乳汁，促稽留乳汁排出，不致熏蒸过久，使乳房肌肉腐败成脓。故治乳痈，宜通乳，清热解毒并治。乳汁通，热肿消，乳痈即可愈。

二、子宫脱垂方

组成：生黄芪30克，柴胡6克，金樱子30克，山萸肉15克，升麻6克，枳壳30克，桔梗10克，川芎6克，甘草10克。

功能：升举益气，收敛固脱。

主治：气虚下陷，子宫脱垂。

加减：气虚者加党参15克；纳差者，加白术15克，白茯苓10克；白带增多者，加茵陈15克，车前子10克，薏苡仁30克。

方解：黄芪、升麻、柴胡升举益气；知母、桔梗升提并佐黄芪之温热；枳壳、川芎升轻，为治脏器下垂之要药；金樱子、山萸肉补肾，涩精固摄；甘草调和诸药，全方共奏升举益气、收敛固摄之功。

例一：李某，45岁，患Ⅱ度子宫脱垂（子宫脱出阴道口一半），劳累后加重，多处求治，服中西药罔效，经介绍来我处诊治。刻下子宫与阴道平行，蹲下尤甚。伴面色萎黄，少气乏力，脉沉弱，舌淡苔白。予"健脾升举益气法"治之。

方药：生黄芪30克，白术15克，白茯苓10克，枳壳

15克,柴胡6克,党参10克,知母10克,甘草10克。

复诊:上方连服10剂,纳增,精神好转,自觉子宫脱垂减轻,脉舌同前。宗上方加减再进。

方药:生黄芪30克,白术15克,白茯苓10克,枳壳15克,川芎10克,知母10克,桔梗10克,升麻6克,甘草10克。

上方连服10剂,诸症均大减,蹲下子宫可触及。宗上方继服10剂。少气乏力减轻,脉舌同前。宗上方加减再进。

三诊:生黄芪30克,知母10克,柴胡6克,升麻6克,枳壳30克,白术15克,桔梗10克,金樱子30克,山萸肉15克,甘草10克,当归30克。

四诊:上方连服10剂,面泛红润,倦怠乏力除。宗上方加减连服10剂,子宫脱垂愈痊。

例二:孙某,女,75岁,患子宫脱垂病,前来我处就诊。刻下蹲下子宫全部脱出阴道,伴纳差,胀满,面色萎黄,小腹坠胀,少气乏力,外阴瘙痒,脉沉弱,舌淡苔薄白。予"健脾升提益气法"治之。

方药:生黄芪30克,党参10克,炒白术15克,川芎6克,当归10克,升麻6克,桔梗10克,枳壳15克,知母10克,甘草10克,鸡内金10克。

复诊:上方连服5剂,纳增,精神较前好转,外阴瘙痒减轻，小腹坠胀除，子宫脱垂已减轻。脉弦，舌淡苔白。宗上方加减再进。

方药：生黄芪30克，党参10克，当归10克，炒白术15克，土茯苓30克，枳壳10克，知母10克，升麻6克，金樱子30克，山萸肉15克，甘草10克，桔梗10克，蛇床子10克。

三诊：上方连服10剂，纳增，面泛红润，诸症均明显减轻，子宫基本复常。宗上方加减，继服数剂，以善其后。

例三：马某，65岁，患子宫脱垂症，前来我处就诊。患者身体消瘦，面色萎黄，伴纳差，倦怠乏力，腰膝酸软。时子宫脱出阴道或半脱出阴道，脉沉弱，舌淡苔白。

方药：生黄芪30克，党参10克，枳壳30克，柴胡6克，升麻6克，知母10克，桔梗10克，鸡内金10克，炒白术15克，金樱子30克，山萸肉15克，川续断15克，甘草10克。

复诊：上方连服10剂，纳增，精神好转，腰膝乏力除，脉舌同前。宗上方加减再进。

方药：生黄芪30克，川芎6克，知母10克，枳壳15克，当归10克，党参10克，炒白术15克，升麻6克，金樱子30克，山萸肉15克，川续断10克，甘草10克。

三诊：上方连服10剂，纳增，倦怠乏力除，面泛红润，子宫基本复常。宗上方加减连服10剂，以资巩固。

按：子宫脱垂症，乃气虚下陷升举无力，升举无力故脏器下垂。诸如胃下垂、脱肛、肝脏下移，皆气虚升举无力。然子宫脱垂，乃女子生产，努力太过，或产后过早劳累，致子宫下脱，故治之非升举益气、收敛固涩不能为。治子宫脱垂必须药物治疗与自身调养（卧床休息）相合方见效，单药物治疗收效较缓。

三、苦参洗剂

组成：苦参30克，泽漆30克，黄柏15克，蛇床子15克，地肤子15克，百部15克，千里光15克，贯众10克，大黄10克，花椒10克，白矾15克。

水煎外洗，一日一剂。

功能：祛风燥湿，杀虫止痒。

主治：女子白带过多，阴道炎，外阴瘙痒。

方解：苦参、泽漆、百部、贯众、花椒杀虫止痒，蛇床子、地肤子、黄柏、白矾燥湿止痒，黄柏、大黄、千里光清热解毒。诸药合济，共奏清热解毒、燥湿杀虫、止痒之功。

例一：王某，40岁，2013年5月10日诊。据云：患者白带量多，色黄，有异味，伴外阴瘙痒。多处中西医治疗效果不佳，前来我处诊治。刻下白带色黄，腥臭，外阴瘙痒异常，伴倦怠乏力，舌淡、苔黄腻，脉弦。

内服"清热止带方"（见皮肤瘙痒洗剂下），外用"苦参洗剂"治之。

方药：苦参30克，泽漆30克，百部15克，黄柏10克，蛇床子15克，地肤子15克，千里光15克，贯众15克，白矾10克，花椒10克。

上药水煎外洗，一日一剂。

2013年5月20日复诊：上药内服外用连用5剂，外阴瘙痒明显减轻，带下亦止强半。脉舌同前。宗上方加减再进（内服"清热止带方"）。

外洗方：苦参30克，泽漆30克，黄柏10克，蛇床子15克，地肤子15克，千里光15克，贯众15克，百部10克，大黄10克，白矾10克，花椒10克。

上药连用5剂，外阴瘙痒除，白带亦止。

例二：李某，48岁，2013年8月15日诊。患者患外阴瘙痒症，前来我处就诊。刻下白带量多，带下色黄腥臭，伴外阴瘙痒，外阴处有多枚红丘疹。舌淡苔白，脉弦。

内服"清热止带方"（见皮肤瘙痒洗剂下），外用"苦参洗剂"。

方药：苦参30克，泽漆30克，黄柏10克，金银花15克，蛇床子15克，地肤子15克，千里光15克，百部10克，贯众15克，大黄10克，黄连10克，白矾10克。

上药水煎外洗，一日一剂。

2013年8月20日复诊：上方外洗5剂，外阴丘疹除，外阴瘙痒亦明显好转。脉舌同前。宗上方加减再进。

内服"清热止带方"，外用"苦参洗剂"。

外用方：苦参30克，泽漆30克，黄柏10克，百部10克，蛇床子10克，地肤子10克，千里光15克，贯众15克，白矾10克，花椒10克。

上药连用5剂，外阴瘙痒除，带下亦止。

按：女子带下色黄，腥臭，外阴瘙痒，现代医学谓之霉菌、滴虫作祟。实乃湿热邪毒下注，熏蒸阴道，非清热解毒、燥湿杀虫、止痒不能为。同时煎药外洗，药直触病所，故收效更捷。

第四章 其他类

一、牙痛一号方

组成：生石膏30克（捣碎），滑石30克，苦参10克，山豆根15克，槟榔10克，升麻10克，甘草10克，细辛3克。

功能：清热降火，消肿止痛。

主治：胃热炽盛，大便干结，口苦口臭，牙龈肿痛。

例一：王某，男，50岁，牙龈肿痛三天余，输液并服西药治疗，肿未消，痛未止，前来中医科诊治。刻下牙痛甚，左面颊肿硬，舌红苔黄腻，脉弦硬。

方药：生石膏30克，滑石30克（包煎），金银花30克，升麻10克，苦参10克，山豆根15克，槟榔10克，甘草10克。

上方连服两剂，肿消，痛止，宗上方继服两剂以善其后。

例二：王某，男，55岁，患牙痛前来我处就诊，患者牙痛三天余，服西药罔效，经介绍求愚诊治。

方药：生石膏 30 克（捣碎），滑石 30 克（包煎），升麻 10 克，山豆根 15 克，槟榔 10 克，甘草 10 克，细辛 3 克。

上方连服两剂，牙痛止，宗上方继服两剂，以善其后。

例三：张某，女，40 岁，患牙痛病，经介绍前来我处就诊。

据云：患者牙痛，时痛时止，反复发作月余。伴口苦口臭，大便干结，舌红苔黄腻，脉弦硬。

方药：生石膏 30 克（捣碎），滑石 30 克（包煎），大黄 10 克（后下），生地黄 30 克，槟榔 10 克，苦参 10 克，山豆根 15 克，升麻 10 克，甘草 10 克。

复诊：上方服一剂，大便下，牙痛止强半。连服两剂，牙痛止。宗上方加减再进。

方药：生石膏 30 克（捣碎），滑石 30 克（包煎），生地黄 30 克，升麻 10 克，槟榔 10 克，山豆根 15 克，甘草 10 克，细辛 3 克。

上方连服 3 剂，口苦口臭亦除。

按：牙痛，属胃热炽盛，故重用石膏、滑石清泻阳明之实热；苦参、豆根、槟榔苦寒，泻阳明之实火；细辛除风止痛；升麻清热解毒，引诸药上行入齿。火泻胃热消，牙痛即可止。

二、牙痛二号方

组成：防风10克，川花椒10克，白芷10克，细辛6克，蜂房6克。

水煎漱口，日数次。

功能：除风止痛。

主治：牙痛。

三、降脂丹（血脂康丸）

组成：葛根100克，丹参100克，炒麦芽100克，焦山楂300克，炒决明子100克，荷叶50克。

上药共轧细末，水泛为丸，每服6克，一日二次。

功能：健脾利湿，化痰消脂。

主治：体盛肥胖，头昏，血脂偏高。

例一：相某，女，70岁，身体肥胖，厌油腻，心烦喜呕。查"甘油三酯、胆固醇"均偏高，服"降脂丹"月余，体重减轻3kg；连服三月余，体重减轻5kg。复检"甘油三酯、胆固醇"均属正常。

例二：黄某，男，30岁，身体肥胖，超声波探查"脂肪肝"，生化检查"甘油三酯、胆固醇"偏高。服"降脂丹"三月余，体重减轻，甘油三酯、胆固醇均降至正常范围。

例三：王某，男，50 岁，身体肥胖，检查"甘油三酯、胆固醇"偏高。服"降脂丹"三月余，复查"甘油三酯、胆固醇"均降至正常范围。

四、生发丸

组成：熟地黄 50 克，制何首乌 30 克，当归 30 克，大白芍 30 克，大红参 30 克，黑芝麻 50 克，黑豆 50 克，女贞子 30 克，炒菟丝子 30 克，丹参 30 克，紫草 30 克，白茯苓 30 克，白蒺藜 30 克，沙苑子 30 克。

上药共轧细末，水泛为丸，每服 6 克，一日二次。

功能：益气养血，补益肝肾。

主治：脱发，白发。

例一：张某，男，40 岁，头发斑白，多处服药，白发有增无减，经介绍前来我处治疗。予"生发丸"治之，禁烟酒及辛辣食物。服药一月余，部分白发根处变黑。连服三月余，白发大部分变黑。继服三月，头无白发。

例二：李某，女，30 岁，脱发，前来我处就诊。患者毛发脱落，予"生发丸"治之。服药一月余，头发脱落减少。连服三月余，头发不再脱落。

五、梅核气方

组成：旋覆花 10 克（包煎），苏梗 10 克，厚朴 10 克，制半夏10克，牡蛎30克（捣碎），白茯苓10克，炒香附子10克（捣碎），黄芩10克，乌梅30克（捣碎），金果榄10克。

水煎服。

功能：理气降逆，化痰散结。

主治：梅核气，咽喉硬结，如有异物，吐之不出，咽之不下。

方解：旋覆花、厚朴、苏梗、香附子理气降逆，牡蛎、半夏、白茯苓化痰散结，黄芩、乌梅、金果榄理气，清利咽喉。诸药合济，共奏理气散结、化痰利咽之功。

例一：李某，女，50岁，患梅核气，前来我处就诊。患者咽中不利，自觉有物阻塞，前医均按"慢性咽炎"治之，效果不显。刻下仍咽中不利，自觉咽中有物梗塞，咽喉壁有多枚滤泡。舌红苔白，脉弦。

方药：旋覆花15克（包煎），苏梗10克，厚朴10克，制半夏10克，牡蛎30克（捣碎），白茯苓10克，炒香附子10克（捣碎），黄芩10克，乌梅30克（捣碎），金果榄10克。

复诊：上方连服3剂，咽中较前舒适；滤泡减少，色变淡，脉舌同前。宗上方加减再进。

方药：旋覆花15克（包煎），代赭石15克（捣碎），制半夏10克，厚朴10克，苏梗10克，牡蛎30克（捣碎），白茯苓 10 克，炒香附子 10 克（捣碎），苦参 10 克，乌梅 30 克（捣碎），金果榄 10 克。

三诊：上方连服 3 剂，咽喉已无异常感，吞咽顺利，咽喉壁滤泡消失，脉舌同前。宗上方继服 3 剂，以善其后。

例二：王某，女，55 岁，患梅核气前来我处就诊。患者咽中不利，吞咽有异物感，咽喉壁有多枚滤泡，舌淡苔白，脉弦。

方药：旋覆花 15 克（包煎），制半夏 10 克，厚朴 10 克，代赭石 15 克（捣碎），乌梅 30 克（捣碎），牡蛎 30 克（捣碎），黄芩 10 克，苏梗 10 克，白茯苓 10 克，炒香附子 10 克（捣碎），金果榄 10 克。

复诊：上方连服 3 剂，咽喉较前舒适，吞咽无异常感。脉舌同前，宗上方加减再进。

方药：旋覆花 15 克（包煎），制半夏 10 克，厚朴 10 克，黄芩 10 克，苏梗 10 克，乌梅 30 克（捣碎），炒香附子 10 克（捣碎），白茯苓 10 克，代赭石 15 克（捣碎），甘草 10 克，牡蛎 30 克（捣碎）。

三诊：上方连服 3 剂，咽喉壁滤泡消失，咽喉吞咽无异感，宗上方继服 3 剂以善其后。

按：梅核气，现代医学谓之"慢性咽炎"，实乃气滞痰核阻滞。方中重用牡蛎、半夏、茯苓化痰散结，旋覆花、厚朴、苏梗、代赭石理气降逆、止呕，黄芩清热利咽。气降,痰结散,咽喉可利。

六、黄连降糖汤

组成:黄连10克,人参15克,瓜蒌根30克,泽泻20克。

水煎服。亦可轧细末冲服,每次6克,一日二次。

功能:清热止渴,益气养阴。

主治:口干口渴,倦怠乏力,血糖偏高。

七、冻疮外用方

组成:麻黄10克,桂枝10克,细辛10克,肉桂15克,制附子15克,羌活15克,独活15克,红花10克,蛇床子15克。

白酒一斤,浸泡一周,滤渣后,涂冻伤处,一日数次(溃烂者忌用)。

功能:温经散寒,活血消肿,止痒。

主治:冻疮。